NEW MEDICAL MANAGEMENT

一瞬で人間関係が作れる

ナースのマナー図鑑

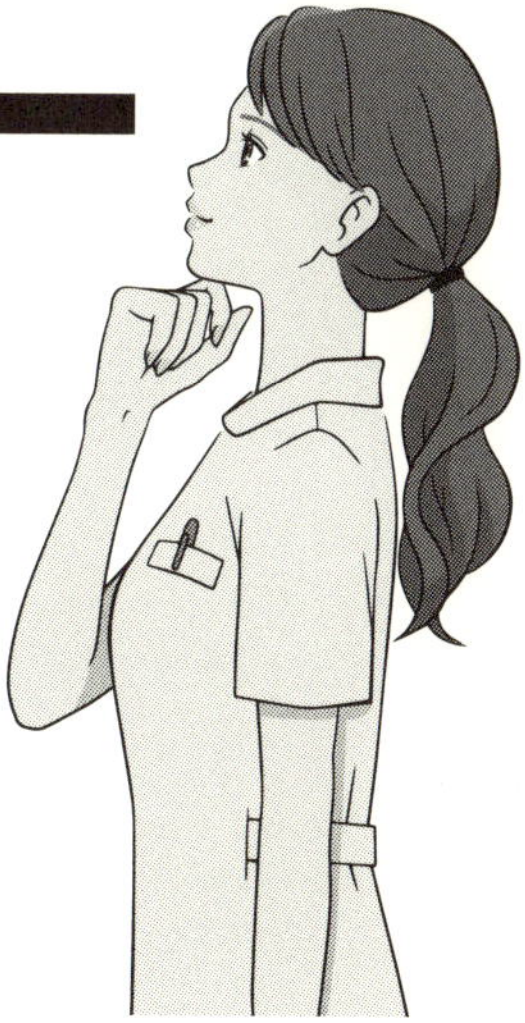

株式会社ウィ・キャン
濱川博招／島川久美子
Hiroaki Hamakawa / Kumiko Shimakawa

ぱる出版

まえがき

前著「第一印象が良くなるナースのマナー」を出版したのは、２０１４年１月でした。あれから、新型コロナウイルス感染の時期を経て２０２４年の現在を迎えています。２０１９年12月初旬に、中国の武漢市で第１例目の感染者が報告されてから、わずか数カ月ほどの間にパンデミックと言われる世界的な流行となりました。日本においては、２０２０年１月15日に最初の感染者が確認されてから、瞬く間に日本中が感染の渦に巻き込まれてしまいました。

その際、院内ではマスク着用が義務化され、食事をとるのも人との距離をあけて、誰とも会話せず黙食することを余儀なくされました。このことが、若い職員に良い影響を与えるはずはありません。接遇は、コミュニケーションツールの一つであり、接遇のスキルを向上させるために不可欠となる、職員同士や患者さんとの「対話」や「応対」の経験をする機会が奪われてしまいました。本来、患者さんとの会話の中で、体調や治療に関する不安なことに気づくために観察や対話をしていました。

２０２５年を迎えた今は、あのコロナ禍の状況が嘘のように街では大勢の人が出歩き、マスクをしない生活に戻っています。

患者さんの意識は、どのように変化しているでしょうか。

新型コロナウイルス感染時期を経て、大変な思いをしたからこそ自分の健康や体調により高い関心を示しており、医療者に対して以前より少しのことでも苦情を言う傾向にあります。もしかしたら、この3年間に色々と我慢をしなければならなかったことがようやく心理的にも開放されて、ここぞとばかりに要求してくるのかもしれません。

医療機関における患者応対は、単に「おもてなし」という側面だけではありません。患者さんの安全や安心を守る「医療安全」の観点からも考える必要があります。

私ごとですが、先日通勤電車の中で前に座っている男性を何気なく見たのです。漫画などではよく見ますが、目の光彩が蛍光色のグリーンになっていて、その時印象が、「怖い、異様だ。逃げなくては」と思わずその前から移動してしまいました。満員電車のため、その男性の顔を見ないようにしようと思ったのですが少ししかずれることができず、ドキドキがおさまらずびっくりしました。患者さんだったら、その場で転倒になっていたかもしれません。

人の第一印象は、「相手（医療現場では患者さん）との信頼関係を築く第一歩」と言われています。皆さん、当たり前ですが、患者さんとの信頼関係をいち早く築くために、患者応対の知識を今一度見直していただければと願っています。

多様性の時代であることも確かですが、この意味をはき違えると私が出会った電車の男性のような第一印象を与えることになります。

患者さんのために治療や看護を提供したいと思っている皆さんの第一印象は、最初の仕事に対する患者さんからの評価であることを意識してください。

一瞬で人間関係を作れる

ナースのマナー図鑑

もくじ

まえがき 3

第1章 患者さんとより親密な人間関係を作るスキルがナースのマナー

第2章 接遇マナーの向上に欠かせない患者対応マニュアルの作り方

第3章

一瞬で人間関係が作れるナースのマナー図鑑

第1章

患者さんとより親密な人間関係を作るスキルがナースのマナー

1 変わる看護師の仕事

●医療の高度化で問われるようになってきた〝組織人〟としての働き方

看護師の皆さんに必要なスキルはなんでしょうか？

それは言うまでもなく看護技術という専門スキルです。専門的な看護スキルの習得するために、看護学校、大学時代はもちろん就職後も、絶えずばくだいな時間とお金をつかって努力されてきました。

世の中にたくさんの仕事がありますが、看護師をはじめとする医療従事者の方の専門技術向上に費やすエネルギーはトップクラスにあるといっても過言ではないと思います。

特に看護師は、一人で完結できる業務ではなく、医師や技術職、薬剤師の他職種の人たちはもちろん同じ看護職のスタッフと共同で仕事をすることが多く、専門技術以外の向上だけでなく、いろいろな能力が要求されてきています。

医療が高度化、細分化することにより、それに伴い看護業務もまた高度化細分化されてきました。

同時に医療機関の中でも規模の拡大された総合病院に勤務する看護師は、否応なくチーム医療という名のプロジェクトチームの一員になり、その結果、組織人としての能力が問われるようになってきました。

特にこの十数年は、医療機関の規模の拡大と専門性が非常に速い速度で進んだために、看護師の業務も大きく変化しました。

一方、急速な高齢化社会にある我が国の医療界は、従来の急性期病院としての使命だけでなく、慢性期と言われる患者の数が急速に増加してきた事実もあります。

急性期と慢性期の医療機関の性格は大きな違いがあることは誰の目にも明らかであり、看護師の業務といっても全く違った性格の業務であるようにみえます。

病院の目的や患者の状況が違えば、看護業務の目的も変化してきます。それを同じように議論することは、違った体格の人に同じサイズの服を着せるようなもので、あまり意味のない議論になってしまいます。

本書は、改訂にあたり、看護師のマナーと看護業務の関係を考えながら日々変化する患者の状況や、看護師を取り巻く環境の変化を考えながら、医療現場における看護師のマナーについて考察することを目的にします。

2 マナーとは何か

●マナーを求めているのはあなたの「相手」です！

まず、最初にマナーとは何かを考えましょう。

「マナー」という単語はいろいろな場面で出てきます。ちょっと考えただけで「ビジネスマナー」「テーブルマナー」「冠婚葬祭マナー」「訪問マナー」「接客マナー」と色々と出てきます。まだまだあります。

例えば交通というキーワードだけでもいくつも出てきませんか？「交通マナー」はもちろん「運転マナー」「歩行者マナー」「乗車マナー」「自転車マナー」等々。Oxford 英英辞典によればperson's way of behaving towards others とあり他に対する「社会的な人としてのふるまい」と訳すことができます。

よく「規則」と「マナー」の違いは？という質問を研修ですることがあります。規則は破れば罰則はあるが、マナーは違反しても罰則はないと言われています。

規則には客観的な基準があります。50キロ制限の道路でそれ以上のスピードで走っているところを警察に捕まれば、スピード違反として行政処分を受けます。

しかし、「危険な運転」をしていても、制限速度内で交通規則を守っていれば、万一注意されることがあっても罰則は受けません。

なぜならば「危険な運転」は判断する人によってその基準が違っています。

また食事のマナーであっても、そのシーン、シーンによって求められる基準が変わってきます。たとえば目上の人と食事する場合と友達同士でわいわい食事する場合の求められるマナーは違います。

では一体、誰から求められるのでしょうか？　もちろんその基準は決められている客観的なものはありません。

マナーを求めているのは、あなたの相手の人なのです。もちろんあなた自身も意識するかどうかは別にして、相手方にあなたなりのマナーを求めています。傾向としては、次のようなことが言えます。

【マナーの傾向】

①自分よりも相手により高いマナーを希望する。
②自分のマナーの意識が低いと相手に対する要求も低くなる。
③全く他の人から見てマナー違反であっても、同じグループにおいて共通する暗黙の了解がある。

3 看護師がめざすべき良いマナーとは何？

●患者・利用者が病院に求める4つの要求とは

医療機関に来られる利用者は色々な年齢層、老若男女色々な人がいらっしゃいます。看護師のマナーを評価する人（＝患者さん）はそれぞれの基準があります。その上、病気やケガの症状、緊急性も人によって違います。

おそらくそれぞれの能力は、その人の重篤性と緊急性によって大雑把な表現をすれば27頁の図のようになると考えます。

つまり、緊急性があり、重篤な患者に対しては、何をおいても専門スキルの対応が最も必要となります。

しかし緊急度が低くなるにつれて、専門スキルはもちろん必要ですが、余裕ができてくるだけに患者の要求は専門スキル以外の事を気にしだします。

つまり言葉づかいや挨拶等の対応スキルです。その評価基準に合格しなければ、不満の対象になってしまいます。患者、利用者が医療機関に何を望んでやってくるのでしょうか？

患者の欲求を具体的にみますと次の4つに分類されます。

1. 機能品質欲求

医療、看護の高い専門技術で自分を治療してもらえる事を期待する欲求。

大学病院、総合病院等の病院の規模や専門性によって患者の期待は違う。基幹病院ほどその期待は大きい。

2. 愛情欲求

自分を大切に扱ってほしいという欲求。

病院の規模、病気の種類にかかわらず患者として、自分の苦しい立場を理解して、やさしく接してほしいという期待である。

3. 尊厳欲求

人として自分に接してほしいという欲求。

病院の規模よりもむしろ慢性期の患者が感じる欲求であり、一人で何事もできなくなっていく自分に対する苛立ちや焦りから出てくる場合があり、クオリティ・オブ・ライフを送れるという期待である。

4. 経済欲求

受けたサービスと支払う料金が同等もしくは安いと感じる欲求。

その人の経済状態によって違いますが、特に入院費用は高額になるために注意が必要だが、検査や差額ベッド料金等の費用に対して、自分が感じた料金と見合うかそれより安価であればよいという欲求。

もちろんこれらの欲求の深さは患者のおかれている立場によって違います。

しかし、その本質は同じです。

注目していただきたいのは、４つの欲求のうち２つの欲求（愛情欲求と尊厳欲求）は、マーケティングリソースマネジメント（ＭＲＭ）力やマナーと直結しているのです。

経済欲求でさえ、この２つの要素は大きな影響を与えます。

「医師から丁寧でわかりやすい説明を受けることができた」

「入院中看護師さんからやさしい言葉をかけられた」

というような感想が案外経済欲求を満たしているかもしれません。

4 マナーに厳しい世代をどう味方につけるか

●患者として主流になった団塊世代にどう対応したらいいのか

さて、マナーの評価基準は人によって違うと言いましたが、看護師はどの世代に合わせたマナーを実践すればいいのでしょうか？

私が以前出版した本『病院のクレーム対応の基本』の中で、怒れる患者の歴史を紹介しました。それは、1999年の都立広尾病院の点滴ミスや、横浜市立病院の患者取り違え事件などで、マスコミで大きく取り上げられ社会的問題に発展しました。

その後、「患者様」という呼び方が広まり「病院のランキング本」が出版され、患者と医療従事者の関係はこの数十年で大きく変化しました。

そして2007年から、団塊の世代といわれている人の大量退職が始まりました。この世代の人たちは、1947年から1949年に生まれた人のことを指し、わが国の人口比率の中で最も多くを占めている人たちです。

この3年間で生まれた人たちは全人口の約7%を占め（664万9000人）ます。もう少し広げて１９５１年まで広げると１０００万人を超え人口の１割近くを占めるようになりました。

この世代に生まれた人たちはわが国の消費や雇用にも大きな影響を与えてきました。

そして今医療機関にも大きな影響を与えつつあります。この世代がリタイヤし、病気年齢に達してきて、病院にやってくるようになりました。現に「患者が変わった」と実感している医療関係者の方もいらっしゃいます。

この年代の人は、戦後のわが国が豊かになってくる過程に成長し、高学歴になり、自己主張も非常に強く、それまでの人たちとはまったく違った環境で生まれ育った人たちです。その人たちには次頁の図のような特徴があると言われています。そしてこの人たちが、自分たちが患者として主張するようになってきたのです。実際、患者満足度アンケート調査に回答してくるのはこの年代が非常に多くなっています。

患者だけでなく、顧客の不満は本来のサービスでなく、「見た目」や「立ち居振る舞い」「言葉づかい」が発端となることが多いです。

サービス提供者サイドからみれば、些細なことであり、本来のサービスの本質からかけ離れたことと思っているかもしれません。ましてや医療機関という高度な専門化集団ですから、その分強くそのように思っている人もいると思います。

しかし、患者は素人集団です。高い技術力は本当の意味で理解していません。むしろ見た目や設備の立派さから評価しているのです。そのことをよく理解してください。

そして、この年代から苦情を言われないように、患者に対するマナースキルをこの年代（団塊の世代）に合わせてください。この年代の患者に研修に参加してもらうのも有効な手段かもしれません。なんていったってこの世代を味方につけることが最も有効な手段ですから。

モノを言う団塊の世代の特徴と対策

特徴

◎良くも悪くも競争意識が高い

◎他人のことに関心が高い（服装・持ち物・家族構成etc）

◎誰かだけ不当に得をしていないか、自分だけ損をしていないか、ムキになりやすい

◎味方だと感じた者への面倒見がすごくいい

◎他人のルール違反に対して激しく非難し、大目にみない

↓

対策は！

◎院内ルールを具体的に明示し、違反した場合の処置を明確に提示し、実行する強い意志を示す

◎患者と平等に接する

◎一人ひとりの不満を吸収する組織を作る

◎身だしなみ基準をこの年代に合わせる

◎患者の気持ちに共感し、できない場合は、共感しつつもその事をはっきりと伝える

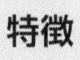

5 職員の満足度が高まれば病院サービスの流れはどんどん良くなる

病院内におけるサービスはすべて密接なかかわりを持っています。

たとえば、職員が定着すれば、職員の業務処理の能力が上がります。患者満足度を向上させるためには、患者さんとのコミュニケーションのアップと、サービスを向上させなければいけません。

そのためには職員が定着して仕事をすることが必要です。患者さんとの関係はもちろん、職員間の意思疎通がスムーズになり、人間関係が上手く回るようになります。院内の業務にも慣れてくるので生産性も向上します。その結果、より一層職員の定着性が増します。

職員が定着するためには、職員満足度が高くなければなりません。実際に職員満足度が高くなければ、患者満足度向上という目標は、「絵に描いた餅」どころか職員不満足度を増大します。職員満足度を向上させる手段は、職員に対する院内サービスの充実にあります。

それでは次に院内サービスについてみていきましょう。

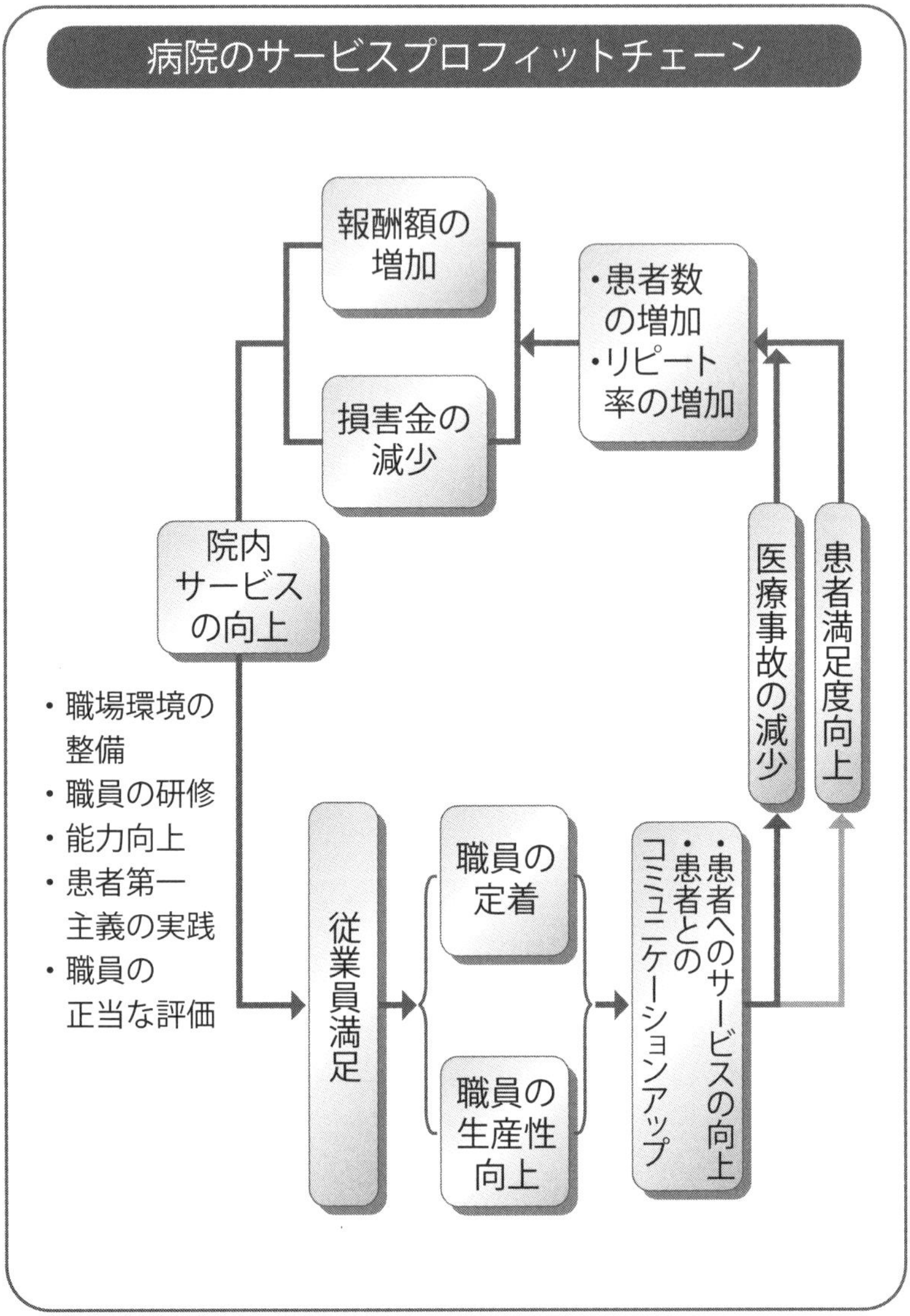
病院のサービスプロフィットチェーン
報酬額の増加
損害金の減少
・患者数の増加
・リピート率の増加
院内サービスの向上
医療事故の減少
患者満足度向上
・職場環境の整備
・職員の研修
・能力向上
・患者第一主義の実践
・職員の正当な評価
従業員満足
職員の定着
職員の生産性向上
・患者へのサービスの向上
・患者とのコミュニケーションアップ

6 職員満足度が向上する院内サービス

職員満足度を高める要因は大きく2つに分けることができます（F・ハーズバーグ著『仕事と人間性』東洋経済新報社）。

一つは「衛生要因」と言われ、改善されないと苦痛につながる要因です。たとえば、職場環境、管理方法、給与などといったもので、仕事をするうえでの最低の基準を満たしているかどうかということです。二つ目は「動機付け要因」と言われ、達成度、責任感、仕事の質、能力アップ等満足するとやる気が出る要因です。

「衛生要因」の中には、ハード面や、財政上すぐに改善されないものもあります。「給与のアップ」や「福利厚生の充実」「職場環境の整備」といった資金のかかるものが多く、職員満足度向上なんてできないよ、という声が聞こえてきます。また看護部長自身が、「うちの病院は古くて、職場環境も悪いから……」とあきらめている場合があります。確かに医療機関の経営は厳しい環境にあります。一朝一夕に給与がアップしたり、職場環境を良くすることは困難です。しかし、右のような理由を口にしても何も解決はしません。またその言葉の裏には、資金がないという言葉を免罪符にしている、無責任な経営者が非常に多いことも事実です。

7

ナースの満足度を上げるテクニック①

【病院の目標を作る】

看護師の皆さんは毎日患者さんに対する看護業務に追われています。その意味では終わりの無い業務と言えます。確かに患者さん一人ひとりをみれば、治癒し感謝されることは大きな目標の一つです。しかし、その大部分は看護という本来の業務から来るもので、それは所属している病院との関連性は、あまり無いのではないでしょうか?

自分が所属している病院の目標が明確にあり、その目標を達成するために組織全体が一つのベクトルに向かって、それぞれの職種や立場で具体的にどのように行動していくかが示されていること。そして、達成感と同時に、同じコミュニティに所属し、価値観を共有しているという自覚を持たせることが必要になります。

「自分はこの病院で自己実現ができ、それを手助けしてくれる良い仲間がいる」ということを肌で感じる組織づくりが大切です。

8 ナースの満足度を上げるテクニック②

【入職1日目の研修がカギ！】

よく「中途採用になった看護師が、長続きせずに辞めるのよ。転職する人は我慢ができないのかしら？」と言われます。

たとえば、入職1日目に、看護部長から配属の科に紹介され、その後、ろくなオリエンテーションも行なわず、現場に配属する、現場は忙しく教える時間がないという状況に置かれた新入職員の気持ちを想像してください。

一方、入職1日目は、理事長あるいは院長から、病院の理念や行動指針の話を1時間程度され、次に総務から規則や注意事項を話し、病院見学をする。その後看護部長に預けられて、看護部としてのオリエンテーションを行なう。配属前に、看護部長もしくは副部長に当たる看護師が、看護部としての院内の案内や規則を教える。そして配属された科の科長から直接指導を受けるという丁寧な過程を平準化し実行するのとでは、新入職員の感じ方は同じでしょうか？

看護師は専門業務ですから、経験者であれば病院が変わってもある程度仕事ができると思われます。しかし、程度の差はあれ、その病院については新人なのです。そしてほとんどの新入職員が新しい組織に対して不安なのです。不安が残れば一人の時に増幅します。自分は歓迎さ新卒の受け入れ対策!　「この病院で働きたい」と思わせる秘訣!

【看護師に入職したいと思わせるフロー】

学校訪問

・効果的な持参物
先輩からのメッセージ、病院の具体的な目標がわかる資料。
キャリアアップの道筋とサポート体制（先輩の体験談）。
勤務体制の現状と改善の方向性。

インターンシップ・病院見学

新卒者が興味を持つ内容をあらかじめ用意し、説明ができるようにしておくことが大切。
◎では、興味のある内容とは何?
教育制度、看護内容、労働条件、人間関係、離職率（高い場合はどう　いう施策をしているかを明示する）
◎用意すべきもの
看護部長の名刺は必ず渡し、看護部長や採用担当責任者の連絡先　がわかるものを個人的に渡す。

内定後

◎直後の手紙が大切!
内容は「内定おめでとう。○○さんと一緒に仕事ができることを楽しみにしています」といったもの。
◎内定2、3ヶ月後にも手紙を出す。
◎国家試験の1週間前、「がんばろう」の手紙を出す。

れていないのだと思うと、修復には時間がかかります。修復するまでに退職という事態に発展しかねません。私たちは「看護師の接遇対応」で第一印象が最も大事だと主張していますが、この場合は、病院の第一印象が重要だということです。

忙しいので新入職員の相手ができずに本人の自覚という偶然のチャンスを待ちつつ、いつまでたっても人が定着しないため人手不足に悩むか、新入職員の対応をマニュアル化して、最初の手間をいとわずに職員を長続きさせるかどちらを選ぶかは自由です。

「自分はこの病院の人たちに歓迎されている。みんながバックアップしてくれる」という気持ちを持たせることが重要なポイントです。

中途採用の受け入れ対策！　入職1日目が成功のカギを握る

応募電話受付の明るい対応！　応募の電話の担当者を決めておくことが望ましい。暗い電話対応は拒絶を意味するので注意すること。

面接日は本人の希望に添うように設定し、病院案内と面接を同じ日に行なう。

●対応者…看護部長、事務長（人事責任者）現場の看護師長（もし、不在の場合は次席の決裁権者をあらかじめ決めておくと良い）

●準備するもの…期待する看護内容、労働条件、年収試案、教育制度、病院の目指す看護像と目標、現在の労働環境と改善のために打っている施策

●病院案内…できれば看護部長が案内することが望ましい。巡視する部署の看護師には、事前に連絡をし、明るい挨拶をするようにしておく（日ごろからできていれば必要がない）。

●合否結果‥最近はその場で合格する病院があるが、できれば2日間くらいの余裕があったほうが良いと思う。合否の基準は色々あると思うが、看護部長自身の第一印象が一番信じられるポイントと思われる。
（看護部長のチェックポイントを一覧表にすると良い）

サプライズ

もし、入職後の配属が決まっているならば、その科のドクターが面接に参加もしくは、病院案内の際に声をかける等を行なうと結構感激するもの。!(^^)!

入職1日目

病院の規模によって違うが、余裕があれば、2～3日程度の導入研修を実施したほうがよい。

【例】

時間	1　日目	時間	2　日目
8：30	条件の確認と事務手続き	8：30	配属先出勤
9：00		9：00	
9：00	病院理念の説明	9：00	患者応対研修
11：00	（院長、副院長クラス）		
11：00	院内の規則の説明		
12：00	他科見学	15：00	
13：00		16：00	看護部長面談
17：00		17：00	配属先にて終了

9 ナースの満足度を上げるテクニック③

【自分が必要とされていると感じられる組織づくり】

勤務して3年くらい経過した看護師さんが転職を考える大きな理由の一つに、「自分はこの病院には必要ないかもしれない」と感じることです。入職して病院のことがわかり、自分の立場もわかりかけた時です。看護の対象である患者さんには必要とされていることは言うまでもありませんが、組織の一員としてのポジションを確立することが非常に重要なことです。

この時期に日常業務以外にどのようなことをさせるかがポイントです。言い換えれば自分がこの病院で働くことにより、医療安全でも、患者応対でも、業務改善でも何かしら良い影響を与えることができる業務に参加し、提案ができる組織にすることです。「自分が提案した内容を病院が検討してくれる」と感じるだけで組織に対するロイヤリティは急速にアップします。ましてや自分の提案が採用されれば、ますます組織の一員としての自覚が出てきます。

いくら人手不足でも、日常業務に追われるだけでは、組織に対するロイヤリティはアップしません。業務の改善が提案できる機会と場所の提供をし、それを検討する組織を作ることが大切です。「看護師は、看護業務だけを確実にしていればいいのだ」という考えは結局人材を消耗させるだけの組織で、組織自体のレベルアップを見込むことはできません。

10 ナースの満足度を上げるテクニック④

【正当に評価されていると感じられる組織づくり】

正当な評価とは、何が正当かという基準が必要です。

看護師の場合、多くの病院ではマネジメント・ラダーがあり、年度によって取得しなければならないスキルが決められています。これは専門職として最低限クリアしなくてはいけない基準です。それがクリアできて普通の評価です。

それでは他のアイテムはどうでしょうか？　業務以外にいわゆる目標管理制度の導入です。目標管理制度は、一定期間後の自分の姿を描き、今の自分とのギャップを認識した上で、目標にいたるプロセスを上司とともに管理する制度です。

目標達成時、中間時点、そして年度末に上司と面談することにより、自分が立てた目標の達成度を確認できます。そのことを上司と確認することにより、組織との一体感を感じ、上司が自分のことをどのように評価しているかが実感できます。従来の一方通行の評価だけではなく、双方向の評価が行なわれることにより、モチベーションが向上する可能性が高いと思われます。

目標管理とは何か

●**目標管理とは?**　…一定期間後の自分から見て現在の自分とのギャップを明確にし、それを埋めるためにするべきことを時系列に行動計画を作成する。行動計画が計画通り実行されているかどうかを定期的にチェックすることをいう。

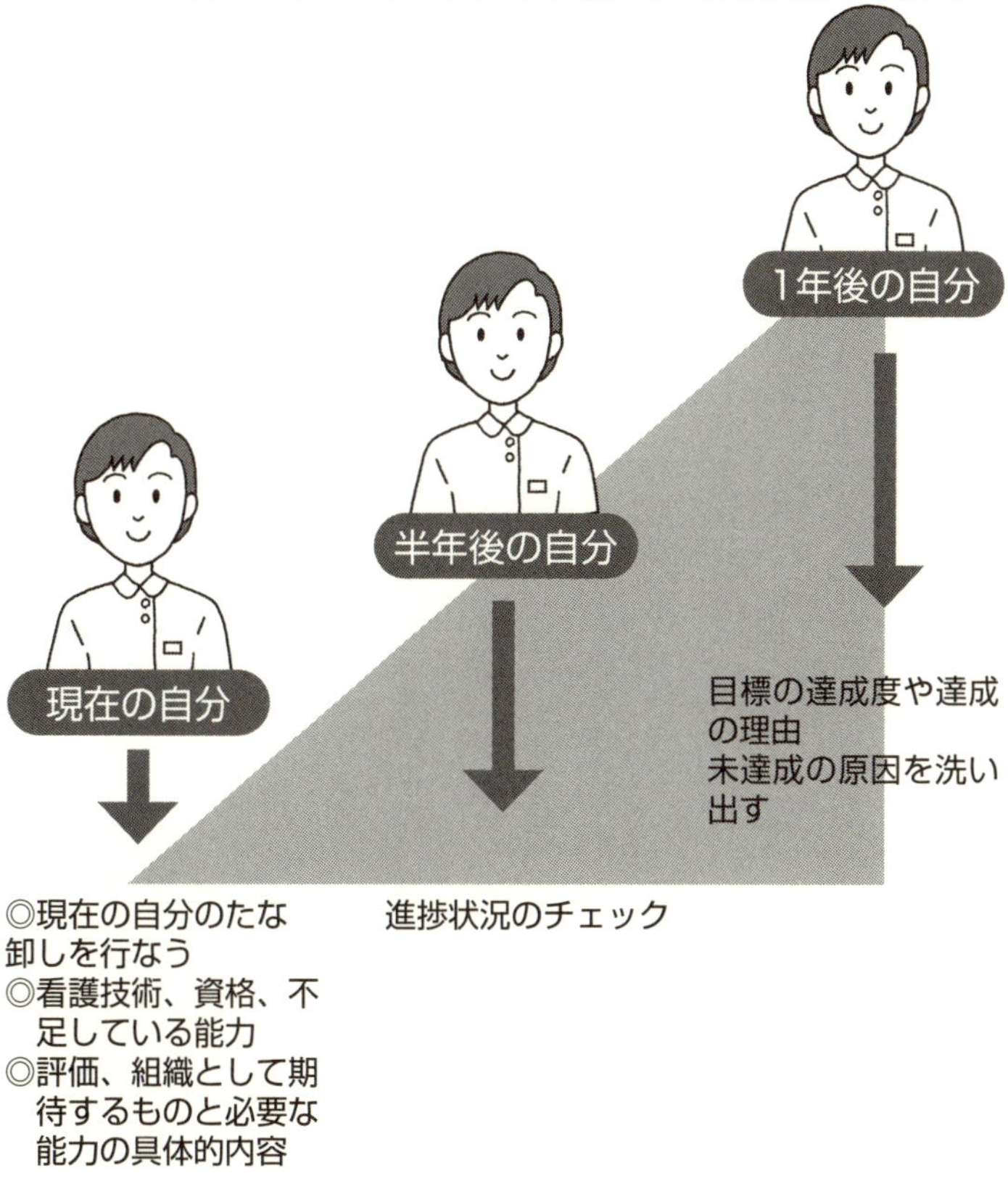
1年後の自分
半年後の自分
現在の自分
目標の達成度や達成の理由
未達成の原因を洗い出す
進捗状況のチェック
◎現在の自分のたな卸しを行なう
◎看護技術、資格、不足している能力
◎評価、組織として期待するものと必要な能力の具体的内容

11 カスタマーハラスメントにならないために必要なこととは何か

2024年10月4日、「東京都カスタマーハラスメント防止条例」（カスハラ防止条例）が制定され、2025年4月1日から施行されます。

カスタマーハラスメント（カスハラ）とは、顧客等からの著しい迷惑行為のことを言い、たとえば、顧客が事業者に対して過剰な要求を行なったり、商品やサービスに不当な言いがかりをつける悪質なクレームを行なう場合などが該当します。

医療現場では、患者やその家族が医療従事者に対して、悪質なクレームや過度な看護に関する要求をする場合などは、カスタマーハラスメントにあたります。

医療の現場では、看護師が患者からのクレームやカスタマーハラスメントを受けている現状は、当社が行なった看護師に対するアンケートでも明らかになっています。

●（株）ウィ・キャンで実施した看護師に対するアンケート結果

・２０２０年10月から２０２１年3月にかけて実施
・対象人数は、２０８名
・複数回答の設問に回答してくれたのは、２０９名

Q. どのようなクレーム内容でしたか？あてはまるものをすべてお教えください。（ＭＡ、複数回答）

※下の数字は回答数。

「看護師の対応、態度、言動が気に入らない」１４６（名）
「頼んだことについて対応してくれない」１２０（名）
「医師の対応、態度、言動が気にいらない」99（名）
「食事がまずい」89（名）
「病院の設備・施設が気にいらない」80（名）
「いびきがうるさい」77（名）
「診察までの待ち時間が長い」77（名）
「医師の説明がよく分からない」49（名）

「面会制限がありすぎる」48（名）
「携帯電話の声がうるさい」25（名）
「診察処置の質が悪い」23（名）
「診察時間が短い」20（名）
「診察結果が気に入らない」19（名）
「診察代が高い」18（名）

「看護師の対応や態度、言動が気に入らない」がトップをしめています。

看護師の場合は、常に複数の業務を同時にこなす必要があります。つい、忙しさでぶっきらぼうな対応になったり、言葉がたりなかったりと本人の意識していないところで、そのような言動や態度になっている可能性もあります。

患者さん側では、多忙であることも知っていますし、大変な思い看護師がしていることも実は知っています。

しかし、患者自身が忙しいという理由で自分を蔑ろにされていると感じてしまった時点で、クレームになり、その際の対応が気に入らないと、どんどん要求はエスカレートしていきます。カスタマーハラスメントをする患者は、最初から悪質な患者ではなかったはずです。患者から、看護師に対して、最初に無理な要求をされたら、その場で言葉づかいや言い方に注意して断る必要があります。

人は、少しでも自分に有利な条件で対応されたらうれしいものですし、他の患者より違う対応をされたことに優越感を持つことも考えられます。

まず、医療従事者から節度を持った患者応対を実践していくことをこころがけましょう。

第2章

接遇マナーの向上に欠かせない患者応対マニュアルの作り方

1 患者さんの間のさまざまな人間模様に対処するのもナースの仕事

病院は、一般の企業と同様に、立場や考え方の異なる不特定多数の人が集まって社会生活を送っている場所です。外来に来る患者さんも入院生活をする患者さんも様々な考え方や態度をとる方がいます。

まさに社会の縮図のような状況に出くわすこともあります。病室では、術後の苦しさに静かにしている患者さんの状態にまで想像力が働かないがために、「人付き合いが悪いとか」「どこか他のところが悪いかもしれない」などと、とんだ思い違いをして、余計な心配をする同室の患者さんがいることもあります。また、病室での見舞い客との談笑中に、ついつい大声で自分や家族の自慢話をしてしまい、周りの患者さんやその家族に不愉快な思いをさせていることがわからない〝空気を読めない〟自己中心的な患者さんもいます。

看護に携わる看護師には、看護の技術だけでなくこういった人間模様に対処することも求められているのです。つまり、場の空気を読んでどう対応したらその場の雰囲気を良くすることができるのか、要注意人物が誰であるかをいち早く見抜いて、常に配慮の行き届いた患者対応をするということです。

2 ナースである前に人間として忘れてはならない患者さんへの接し方

◉どんな人間にも誇り（尊厳）がある

働く私たちにもベッドにいる患者さんにも、ご家族にも、人としての誇り（尊厳）があるという当たり前のことを忘れないことです。

◉目線を相手の高さに合わせて患者さんに接する

健康な人とそうでない人という単純な認識で人間を理解するのではなく、患者さんの目線に合わせた接し方をすることが看護のプロと言えるのではないでしょうか。

この姿勢さえ常に心の中に持っていれば、様々な人生経験をしたお年寄りに対して安易に子ども扱いすることもなく、患者さんやその家族を自分の支配下に置こうとする不遜な考えも見られなくなると思います。

3 病院の接遇マナーのレベル向上には全職員の統一した考え方が絶対条件となる

接遇の意味は、「相手をもてなすこと」「応接すること」です。病院における接遇とは、なぜ必要なのかということを、医療機関で働く職員全員が統一した意識として持っている必要があります。業務が忙しいので、いちいち接遇のことを考えている暇はありません、といった声が職員の間から聞こえてきそうです。

病院における接遇を考える場合、まず患者さんが何のために来院しているかを考えることです。患者さんが来院してくる大きな目的は、ベストな治療を受けることを期待している、ということを忘れてはなりません。そのことを理解したうえで患者さんに対して、なぜ接遇が必要なのかを考えます。

患者さんは、自分の病気や怪我に対して「痛いかもしれない」「恥ずかしい」「怖い」といった不安だらけの心理状態で来院してきます。このような患者さんの状況を全職員が理解したうえで、患者さんとの最善の接し方について考えていく必要があります。

患者さんに接するために必要な行為（行動）のポイントは次のようなものです。

患者さんに接する際に必要なこと

1. 患者さんに痛みを与えない
2. 患者さんに羞恥心を与えない
3. 患者さんに恐怖心を与えない
4. 患者さんに不便を与えない
5. 患者さんに不快な思いをさせない
6. 患者さんに不利益を与えない
7. 患者さんに感動してもらう

4 職員に対する接遇教育について

サービス業の顧客満足は、提供されたサービス自体の品質、サービスの提供のされ方で評価します。医師の場合であれば、医療の成果と患者さんへの接し方、看護師であれば看護の成果と患者さんへの接し方です。

病院内では、複数の専門家が患者さん一人に対してサービスを提供しています。患者さんの満足度を向上させるためには、患者さんに提供されるサービスの成果と患者さんへの接し方がどのようになされているかを確認する必要があります。

患者さんが医療サービスの評価を行なうポイントは、患者さんがそれぞれの現場でサービスが提供される瞬間に判断されます。つまり、患者さんが来院してから帰るまでの一連のサービス・サイクルの中で判断されます。

サービス・サイクルは、その医療機関における患者さんと病院との接点を示した案内図のようなものです。医療機関におけるサービス・サイクルを考えてみましょう。次のサービス・サイクルは、郊外のあるレストランのサービス・サイクル例です。

皆さんの病院や施設でも考えてみてはいかがでしょうか。患者さんに提供される評価のポイ

例. レストランのサービスサイクル

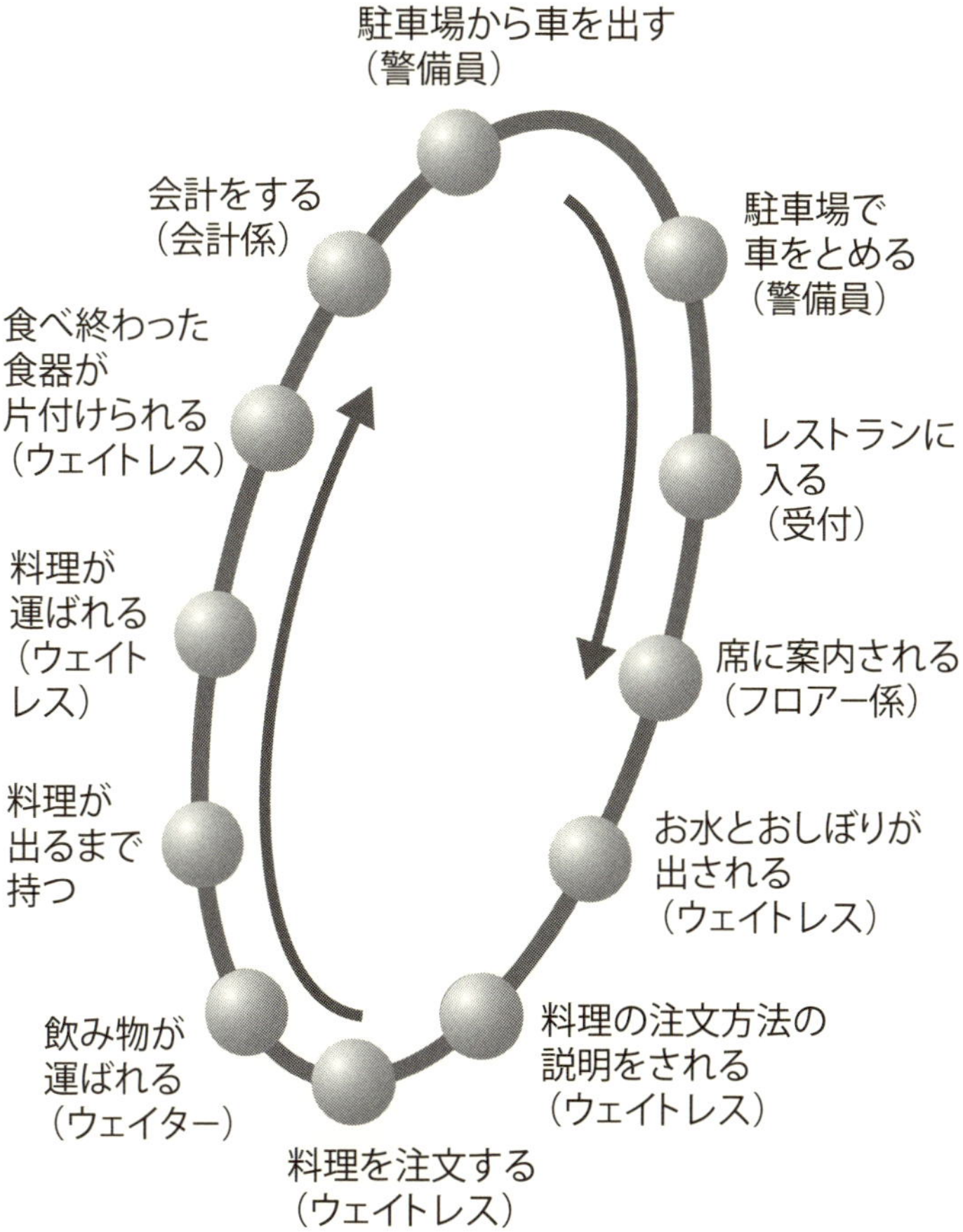
駐車場から車を出す
（警備員）
駐車場で
車をとめる
（警備員）
レストランに
入る
（受付）
席に案内される
（フロアー係）
お水とおしぼりが
出される
（ウェイトレス）
料理の注文方法の
説明をされる
（ウェイトレス）
料理を注文する
（ウェイトレス）
飲み物が
運ばれる
（ウェイター）
料理が
出るまで
待つ
料理が
運ばれる
（ウェイト
レス）
食べ終わった
食器が
片付けられる
（ウェイトレス）
会計をする
（会計係）

ントが見えてくると思います。作成する課題としては、次のようになります。

「初診外来に患者さんが来院され、診療されて病院から帰るまでを図式化してください」

条件1・患者さんが関わるすべての職種について記載すること。

右のような課題を出すと、大方の人たちは自分の業務については知っていますが他の業務については理解していない現実を知ることになります。ここで改めて患者さんの受けているサービスの状況が見えていないことに気がつきます。

接遇の教育を行なう場合は、その患者さんに提供するサービス全体を理解し、そこで提供される患者さんへの接し方について行ないます。患者さんへの接し方として必要な基本的スキルは、次の項目です。患者さんへの接し方として必要な基本的スキルを具体的にします。

その次にそれぞれの業務に応用します。例としては、次のような内容となります。

①総合受付
②外来診療時
③透析室での受付
④リハビリ室での受付
⑤入院の説明時の応対
⑥退院時の説明

上記の内容が決定したら、次にマニュアルを作成して教育を実施します。スキルを習得するには、一度だけでなく、繰り返し実施し、評価することを忘れないでください。

全職員に対する接遇マナー教育のポイント

- 接遇の教育カリキュラム
- 患者応対の考え方
- 身だしなみ
- 挨拶
- 敬語の使い方
- 案内の方法
- 名刺交換
- 訪問の仕方
- 受付応対の基本
- お茶の出し方
- 電話応対(かけ方・受け方)
- ビジネス文書
- メールのマナー
- クレーム対応等
- 院内における応対
- 総合受付
- 外来診療時
- 透析室での受付
- リハビリ室での受付
- 入院の説明時の応対
- 退院時の説明

5 接遇マナーマニュアルの作り方1【マニュアルの作成目的】

◉患者さんから期待されるレベルを満たす

マニュアル作成の目的は次のようなことです。

①経営の基本方針、価値観を明確にし、共有するための具体的な行動が定められていること

②個々のサービス業務を提供するうえで患者さんの期待する水準で業務が遂行されるよう具体的な手順、期待レベル、ポイント、コツが明記されていること

③サービスの提供者が独自に学習したり、ＯＪＴの基本となる業務手順書として具体的行動のために利用できること

です。

たとえば、受付カウンターに来た場合の接し方をマニュアル化することで、患者さんへの接し方を標準化することができます。

標準化することにより、教育が簡単になり、誰がしても、いちいち考えなくとも、すばやい処理ができ、かつ結果もそこそことなることが期待できます。

以前実際にあったことですが、接遇の研修を実施した時にある方から「私達はファーストフードの店員じゃないからマニュアル通りの行動は必要ない」とお叱りを受けたことがあります。

もっともいまのように医療現場の方に「サービス業ですか」と質問して、皆さんが賛同していただける時代ではありませんでした。しかし、その時には患者さんに対するマニュアルは存在していませんでした。

従って各個人によって対応が違っていたことは言うまでもありません。

マニュアル作成の目的は、マニュアル人間になれということではなく、その病院の基本方針を具現化するための具体的行動を示すということです。ぜひ、その観点でマニュアル化することを考えてほしいと思っています。

6 接遇マナーマニュアルの作り方2【マニュアルの作成手順】

マニュアル作成手順は次のとおりです。

①サービス・サイクルを明確にする
②用語集の準備
③チェックリストの活用
④接し方のポイント、コツをあきらかにする
⑤あるべき姿を設定する
具体的内容を記述する（目的…なぜ、具体的な実施事項…何を、順序…いつ遂行、部署担当者…誰が、方法…どこで、どのように、いくらで）
⑥見やすくためにできるだけ図式化する

7 接遇マナーマニュアルの作り方3【マニュアル作成の考え方】

◉例・ポジティブリスト化した服装規程マニュアル

効率的なマニュアルを作成するために、参考になるものがありますのでご紹介します。マニュアル作成する場合に、原則として自由な環境の中でしてはいけないことを定めて作成する「ネガティブリスト」と、原則としては自由がない環境の中でしてもよいことだけを定める「ポジティブリスト」として作成する場合があります。

たとえば、身だしなみを整えるということを、ネガティブリストとしてマニュアル化してみましょう。

■してはいけないことを定めて作成する場合（例）

【男性の身だしなみ】

①寝癖のついた髪の毛はしない

②アフロヘアー、派手なカラーリングはしない

③無精ひげをはやしてはいけない等

【女性の身だしなみ】

①派手なカラーリング、エクステンション（つけ毛）はしない
②ノーメイクでは職場に出ない
③カラーコンタクトはしない等

右のように「してはいけないこと」をマニュアル化すると、次々としてはいけないことを定めることになります。結果として、「医療人としてふさわしくない身だしなみをしない」といった抽象的表現で定めることになります。職員によってふさわしくないという意味の受けとめ方に差が出る可能性があります。これでは、せっかくマニュアル化をしようとした意図が伝わりにくくなりマニュアル化した意味がなくなります。

接遇マニュアルを作成するに当たって、どの職場でもそうですが原則自由に実施しても良いというところはありません。基本的には、「してもよいことだけを定めた」ポジティブリストで作成します。

以前私が病院でお仕事をさせていただいた時のことですが、当時は社会人としては当たり前なのだからということでネガティブリストの考え方で実施していたと思われます。しかし、最近では残念ながら常識の範囲でできると思っていたことができないという現実が、苦情や投書などで出てくるようになりました。

世に言う規制緩和とはポジティブリストをネガティブリスト化していこうという動きだと言うことができますが、最近の傾向としては、ポジティブリスト化の方向になっています。規制というよりは、自分達の働く病院や施設のイメージが働く職員によって決定づけられることを意識し始めたからかも知れません。

しかし、いま変革の激しい医療・福祉業界に求められる管理職は、自らの判断と責任で組織をリードしていける管理職であれば、ネガティブリスト化がふさわしいと言えます。ただし、組織の成熟レベルがまだ未熟な段階で行なうにはリスクがあります。管理職が好き勝手に行動してしまったということもあります。

一例ですが、指示の出し方として

「○○してはいけません」はネガティブリスト
「○○しなさい」はポジティブリスト

です。

ドレスコード

ユニフォーム	1 清潔なものを用意する 2 支給されたユニフォームを着用する 3 スカートの丈は、膝が隠れる程度とする 4 下着の線や柄が透けないように着用する（濃い色の下着を避ける、ペチコート・スリップを着用するなど）
靴	1 清潔なものを履く 2 シューズタイプのものをはく 3 スニーカーの場合には、白でユニフォームにマッチするものであれば可。
髪	1 清潔に保つ。 2 髪が肩にかかる場合は、束ねてアップにし、毛先をフリーにせず、まとめて頭につけて固定する 3 目や頬にかかる髪は、カットして短くするかピンで止める 4 カラーリングは基本的には黒色とする
靴下	1 スカートの場合 ・必ずストッキングを着用する。ストッキングの色はベージュ系とする ・ソックスは高さが足首までの白のシューズソックス（ショートソックス）のみ可とする。ただし、この場合には必ずストッキング着用の上にはく 2 スラックスの場合 ストッキング、または白のソックスとする
カーディガン	1 清潔なもので、医療現場に適するものを着用する 2 防寒用として用いる 3 処置などを行なう場合には脱ぐ
お化粧	1 医療従事者として常識的な程度とする
爪	1 伸ばさず、清潔に保つ 2 マニキュアをする場合は、無色透明のもののみとし、きちんと手入れをする
名札	1 胸元に付ける

患者さんの流れに沿った職員の対応マニュアル…その①

				対応のポイント
❶	駐車場で車を止める	警備員	こちらにお止めください。	来院者が駐車しやすいように誘導する。
❷	総合受付で受付表を記入	受付事務	今日はどうなさいましたか。こちらの受付表にご記入いただけますか。	患者さんに対して共感的な態度で接する。
❸	受付表と保険証を渡す	受付事務	受付表・保険証をお預かりいたします。△△分ほどで手続きが終了いたします。終了次第、お呼びいたしますのでそちらでお待ちいただけますでしょうか。	預かった書類の確認と待たせる時間の目安を患者さんに伝える。
❹	受付表と保険証を受け取る	受付事務	お待たせいたしました。○○の方でいらっしゃいますね。お預かりいたしました受付表と保険証をお返しいたします。お確かめください。 外来の△△科の受付へお越しください。	待たせたことへの配慮と預かった書類の確認をする。
❺	外来受診科へ移動			※文中の○○は名前以外で呼ぶ場合

患者さんの流れに沿った職員の対応マニュアル…その②

患者さんの流れ	担当	対応	対応のポイント
⑥ 受診科で受付	外来受付事務	お手数ですが、こちらで問診表にご記入いただけますか。内容等が不明な場合には、私△△にお声をおかけください。	記入しやすい場所または筆記用具をそろえておく。
⑦ 問診表を記入する	外来受付事務	○○の方、問診表をお預かりいたします。こちらでお呼びするまでお待ちください。もし、お待ちいただくまでにご気分が悪くなられましたら、すぐにお声をおかけください。	患者さんの顔色等を見ておく。具合が悪そうであれば、看護師に伝えておく。
⑧ 順番がくるまで待合室で待つ	外来受付事務		待合室で待っている患者さんの様子を見ておく。
⑨ 診療室へ案内される	看護師	○○の方、お待たせしました。こちらにお入りください。 手荷物は、こちらに置いていただいてから、こちらにお掛けください。	手荷物の置き場所を指示する。

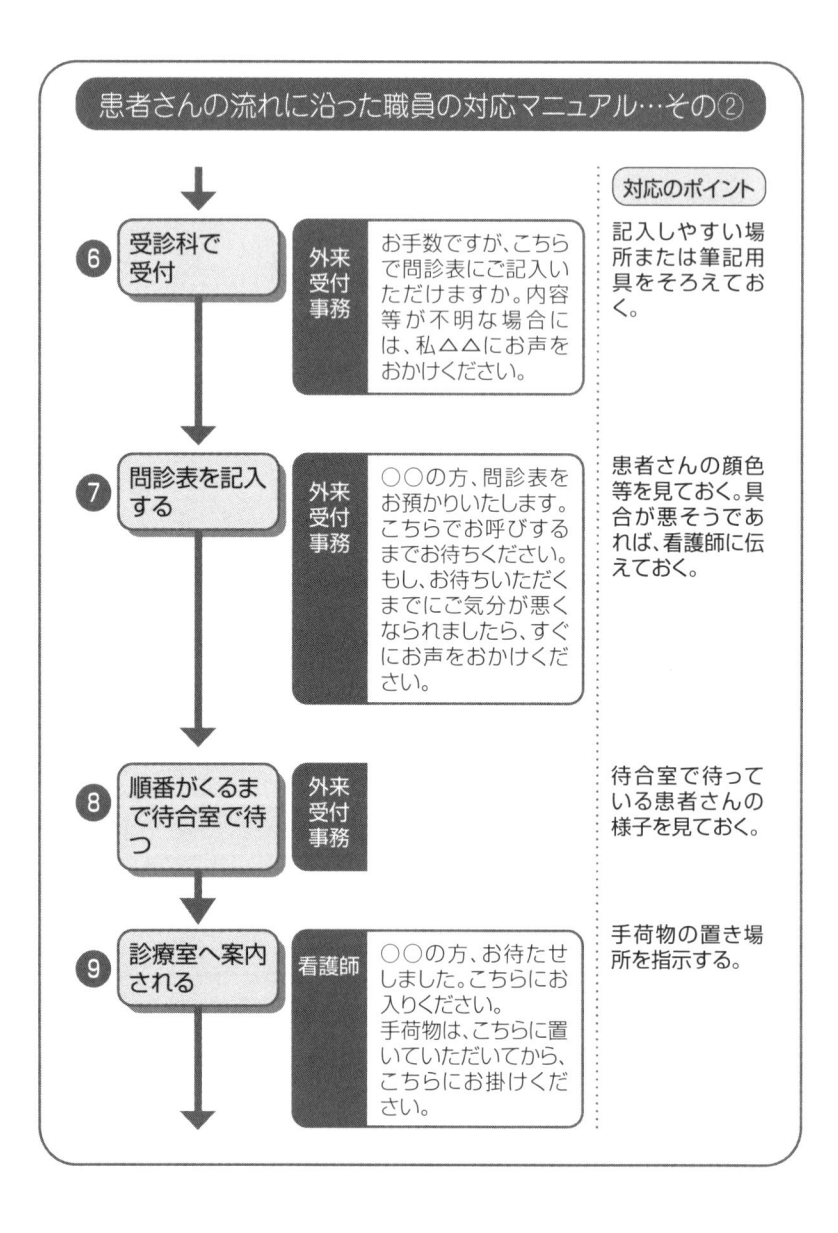

患者さんの流れに沿った職員の対応マニュアル…その③

流れ	担当	対応	対応のポイント
⑩ 診察を受ける	医師	お待たせいたしました。はじめまして医師の△△です。よろしくお願いします。	初診の患者さんであることを意識する。
⑪ 検査室へ移動	看護師	次は、△△の検査をいたします。△△階の△△室までお越しください。	
⑫ 検査室で受付	コメディカル	△△の検査の受付をいたします。こちらの場所で、お呼びするまで△△分お待ちください。	検査内容の確認をする。待ち時間を伝える。
⑬ 順番がくるまで待つ			
⑭ 検査室へ案内される	コメディカル	○○の方、検査室をお入りください。 ○○(フルネーム)さんですか。間違いはありませんか。本日は、△△の検査をいたします。ご気分などは悪くありませんか。また、ご不安なことはありませんか。	検査開始前に患者さんの名前をフルネームで確認する。 体調や不安なことがないか質問する。

患者さんの流れに沿った職員の対応マニュアル…その④

対応のポイント

⑮ 検査を受ける

コメディカル

検査お疲れ様でした。何かご気分など悪くなっていらっしゃいませんか。

それでは、△△科の診察室にこちらをお持ちいただいて、受付にご提出ください。

対応のポイント：患者さんが異性の場合、直接身体に触れなければならない時は一言声をかける。衣服の着脱などの指示をする。

⑯ 診療室へ移動

外来受付事務

検査お疲れ様でした。ご気分などは悪くなっていらっしゃいませんか。それでは、検査結果の説明予約をお取りいたします。△月△日の△時でいかがでしょうか。

ご都合がよろしいようでしたら、この日でお取りいたします。

お手数ですが、△△用紙を会計窓口の△番に、ご提出いただけますでしょうか。

お大事になさってください。

対応のポイント：予約についての日時を確認する。

⑰ 会計のために移動

患者さんの流れに沿った職員の対応マニュアル…その⑤

流れ	担当	対応	対応のポイント
⑱ 会計の窓口で受付	会計担当者	用紙をお預かりいたします。清算ができるまで△△分かかりますので、こちらでお待ちいただけますでしょうか。	待ち時間の提示をする。
⑲ 清算する	会計担当者	○○の方、大変お待たせいたしました。 △△円です。 △△円お預かりいたします。おつりは、△△円です。お確かめください。 こちらが処方箋です。お近くの薬局でお出しください。 お大事になさってください。	待っていることに対してねぎらいの言葉をかける。 清算金額と預かった金額の確認、おつりの金額の確認をする。
⑳ 駐車場へ移動			

来客時の応対について…その①

●クライアントに対する心構え

　来客があったら、やりかけた仕事を中断しても、すぐに応対する。

　クライアントの営業が車で送れてきたり、直接来社することがあるので、特に丁寧に応対すること。

フロー	留意点
●アポがある場合 事前準備物は、①お茶･お菓子の用意をする。 ②会議室の予約をとる。 受付から内線電話がかかって来たら、すぐに応対する。 ↓ 相手が社名、個人名を名乗ったら 「そちらに伺いますので、少々お待ちください」 ↓ 「どうぞお入りください」 ↓ 1.部屋に案内する 2.ドアを閉める	・○月×日に、○○さんが来社すると言われたら、準備しておく(総務部に依頼)。

来客時の応対について…その②

フロー

↓

コーヒー

1.コーヒーカップとソーサーを温める。
2.きちんと拭いて、コーヒーを注ぐ。
3.ミルク、砂糖、スプーンをつける

お茶

お皿にナプキンを敷いて、きれいに飾りつける。
・ポテトチップス(ガーリック)
・ アーモンドチョコレート
その他バランスを考えて買うこと。

↓ 30分後、最初に出した飲み物と違うものを出す

ジュース等

1.グラスがきれいかどうか確認する。
2.ジュースを注ぐ
3.ストロー、コースターをつける。

↓ 40～45分ごとに入れ替える（繰り返し）

食事

・事前に予約ができる場合:○○
・出前等を頼む場合:○○

＋

日本茶

急須と湯飲みを温める

↓

留意点

・煙草を吸うお客様の場合は、灰皿を用意する。

・コア滞在時間が短い時は、30分位で入れ替える。打合せ等で長時間の時は、最初は30～40分ぐらいで入れ替え、徐々に間隔を開けていく(45分～1時間おきくらい)。

食事をとるかどうかは事前に確認しておき、時間になったら手配する。

金額の目安は○○円。

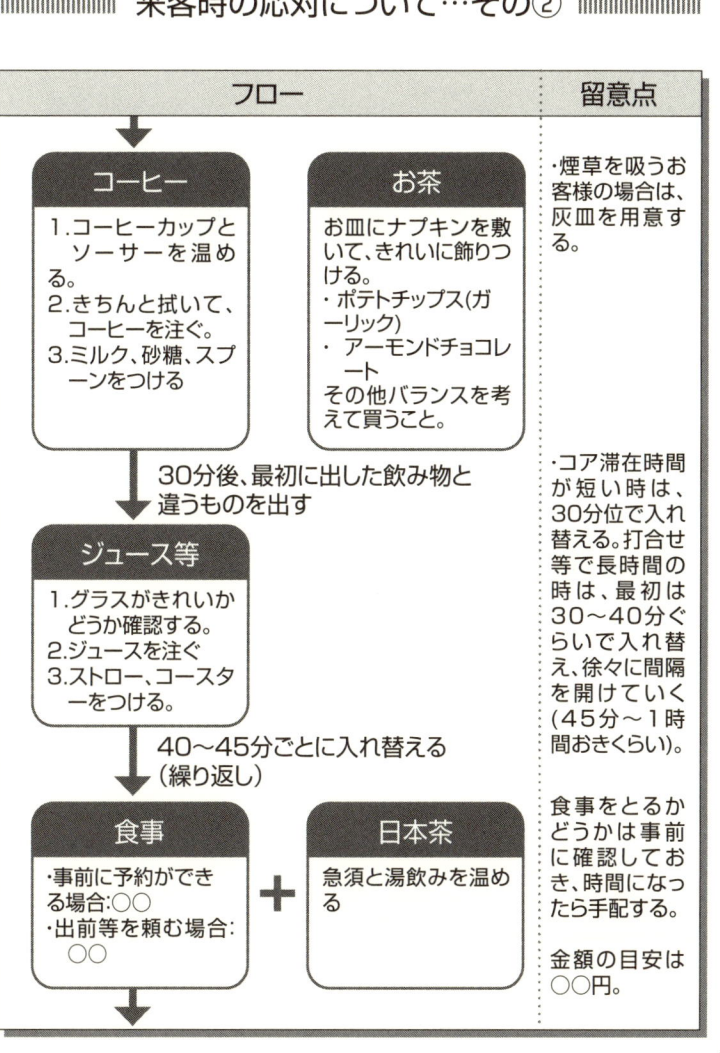

来客時の応対について…その③

フロー	留意点
食事の後片付け ＋ 飲み物	迅速に片付け、新しい飲み物(できればお茶系)を持っていく。

食事の後片付け ＋ **飲み物**

↓ 40〜45分後、さっきと違う飲み物を持っていく

飲み物

↓ 40〜45分　ごとに入れ替える（繰り返し）

後片付け

- グラス、コップは給湯室で洗い、すぐに拭いて
- テーブルを台布巾で拭く
- 椅子をしまう

<飲み物の例>

- ホットコーヒー
- アイスコーヒー
- 紅茶
- ウーロン茶
- オレンジジュース
- アップルジュース
- グレープフルーツジュース
- カルピス

第3章

一瞬で
人間関係が作れる
ナースのマナー図鑑

1 看護のルール!! ナースの接遇・マナーの心得

病院内には、様々な年齢の人や職制の人が働いています。**社会人としての職場における人間関係の基本は「思いやり」です。**

チームワークで成り立つ看護の現場では、

「人と仲良くする」
「人を尊重する」
「人に親切にする」

といったことを具体的に行動にあらわすことが必要です。

このような行動も当然、「相手に快い感じを持たせる」、「自分の良さを認めてもらう」、そして「相手への思いやりを正しくあらわす」ことが必要です。身だしなみを整え、相手に不愉快な思いをさせない努力をすることも職員の心配りです。

職場での人間関係は、内部の職員だけでなく、患者さんや外部の人々も敏感に感じ取ります。「はたして、この看護師さんは患者のほうを向いて仕事をしているのか、それとも医師が大切なのか」ということは直感で感じ取ってしまいます。和気あいあいとした職場と、なれあいの

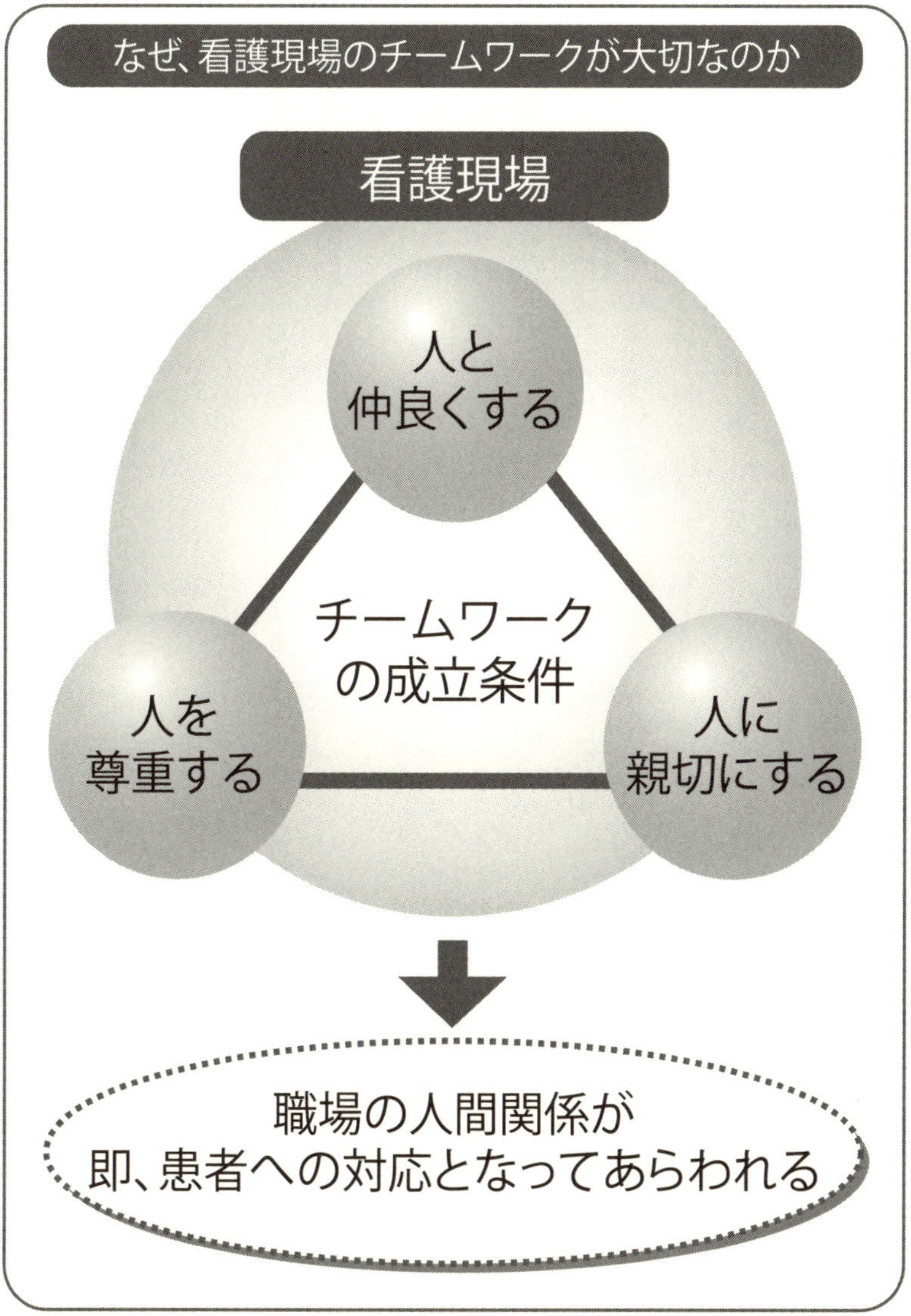
なぜ、看護現場のチームワークが大切なのか
看護現場
人と仲良くする
チームワークの成立条件
人を尊重する
人に親切にする
職場の人間関係が
即、患者への対応となってあらわれる

人間関係の見られる職場とでは与える印象も違ってくるのです。

同僚であるナースや医者との間には温かい人間関係はあるけれども、決してなれあいではない、しかも仕事はてきぱきとこなす――こうしたけじめのある人間関係を築ける職場が理想ではないでしょうか。

ナースの接遇・マナーの心得として具体的にすべきことは、

①仕事中には私語や、なれあいの印象を与えるしぐさや表情は見せない

②仕事中と休憩時間とはメリハリをつける

ということです。

なぜか？　それは、いくら病院・クリニック全体として高い医療サービスをめざしていても、患者さんがナースの態度に対して不愉快だと感じてしまうことで、「患者サービス」が低下してしまうからです。

患者さんにとっては、職員としてなれなれしい態度と親しみの持てる態度では受けとめ方が違ってきます。組織に属して社会生活を送っているわけですから、節度のある態度が必要です。

接遇マナーに関する基本的な知識やスキルは、社会人としてぜひ身につけておくべきアイテムの一つです。次項からは、そうしたマナーの基本ルールについて、図やイラストでわかりやすく解説していきましょう。

2 対人関係の最初のポイント「第一印象」を大切に！

病院における重要な業務内容の一つとして、「患者サービス」が挙げられます。来院された方が、「この病院に来てよかった」、「次回もこの病院にしよう」と思っていただけるようなサービスを提供できるよう、ここでは接遇マナーの基礎知識を確認します。

来院された患者さんに、良い印象を持ってもらうためには、どんなことに気をつけたらいいのでしょうか？

病院に限らず、対人関係においても最初のポイントになるのが、第一印象です。

あなたの第一印象一つで、「病院のイメージ」に少なからず影響があると考えてください。

特に、病院は、病気やけがの治療で、不安や緊張、痛みなど多くのことを抱えた老若男女様々な患者さんや付き添いの方が来院されます。患者さんの緊張感や不安感を取り除くために、大切になってくるのが第一印象なのです。

◉第一印象の重要性

ここ2・3年になりますが、医療機関から患者応対についてどのように改善すればよいのか何かヒントはないかとよく相談を受けるようになりました。

ある病院では、患者満足度向上のための委員会に外部委員として参加していますが、実に様々な課題が持ち上がります。

たとえば、「患者さんの受付方法」や「職員の患者さんに対する態度」など、患者さんが快適な医療サービスを受けるためにはどのようにすれば良いのかといったようなことです。

患者さんにとっての快適な医療サービスとは、どういうものでしょうか。

次のような事例が、ある病院の患者相談室にありました。

【事例】どこが患者さんの気に触った?

患者さん「受付の人すごくぶっきら棒で感じ悪いんだけどなんとかならない?」

スタッフ「お知らせいただきましてありがとうございます。担当の山田宏でございます。どうぞおかけください。受付担当の対応が悪いのですね」

患者さん「そうだよ。感じ悪いったらありゃしない」

スタッフ「どのような対応でしたでしょうか?」

患者さん「受付対応の女性に人間ドックの場所を聞いたら、座ったままで言うんだよね。なんだかだらしない雰囲気の女性ですごく早口で。わからないから3度聞いたんだけど、お前、馬鹿という顔をしていらいらしながら、こんな見取り図をポンと渡して『ここです』と言うんだよね」

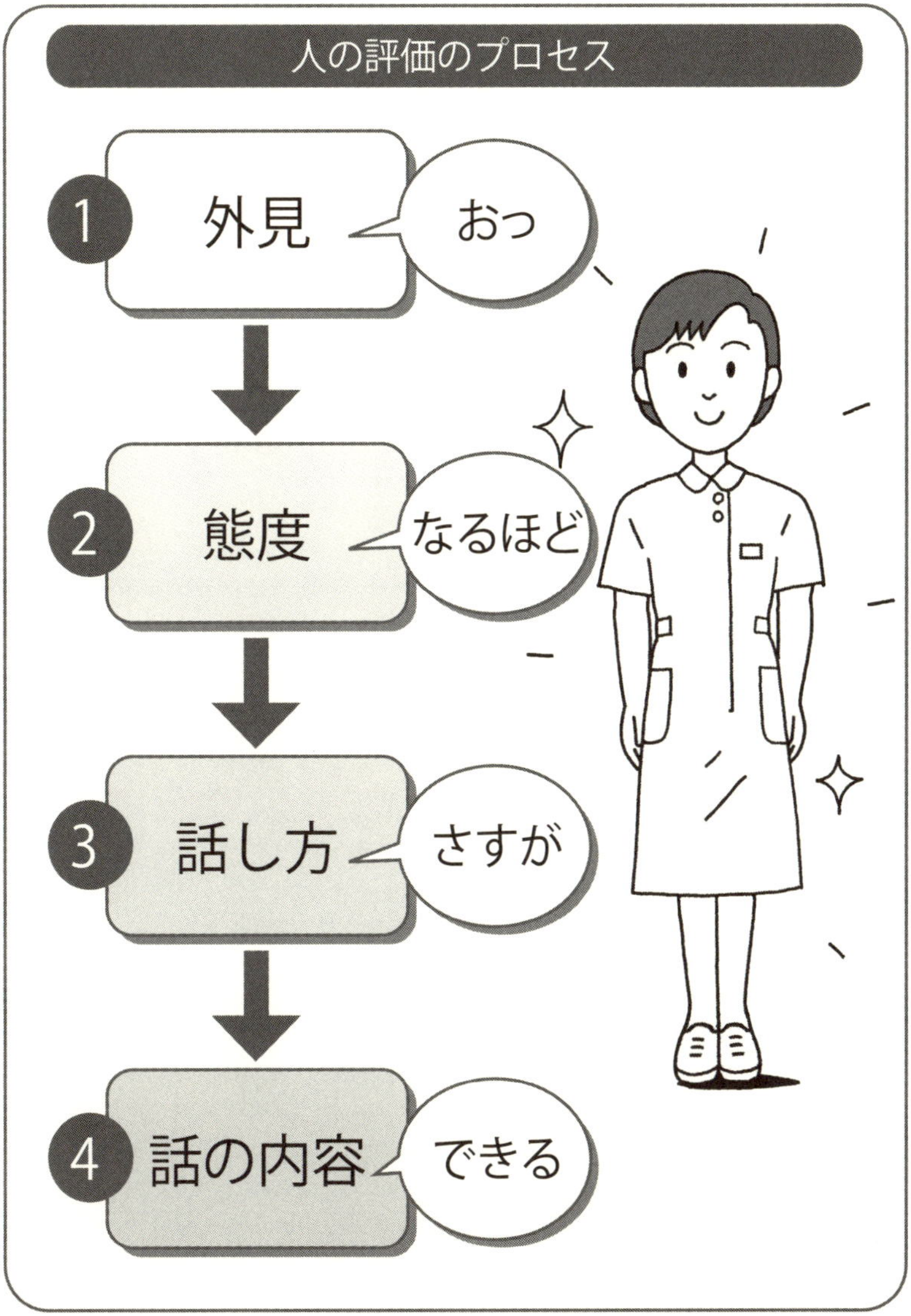
人の評価のプロセス
1 外見
おっ
2 態度
なるほど
3 話し方
さすが
4 話の内容
できる

この事例での受付の女性は、何が問題で患者さんに不快な思いをさせてしまったのでしょうか。その理由には、次のようなことが考えられます。

①受付の女性のだらしない雰囲気
②説明の態度
③話し方
④見取り図の渡し方

◉人の評価はまずは見た目で決定する

前述の事例の場合、もしかしたら患者さんは、受付に声をかける前に受付の女性のだらしない雰囲気に対して、マイナスで不快な感情を持っていたとも考えられます。

人の印象については、「視覚的要素が55％、聴覚的な要素が38％」と言われます。「その他、話そのものの内容について7％」だと言われています。（メラビアンの法則）

人の第一印象の評価プロセスは、まずは「外見」、次に「態度」その次に「話し方」になり、最後は「話の内容」です。

日常に置き換えて、初めて会った人の評価をあなたはどのようにしているか、もう一度振り返ってみると思い当たるふしがあるのではないでしょうか。

第一印象を良くするのは、とても簡単なことです。職場にふさわしい「外見や態度」で患者さんに接すればいいのです。

人は見た目6割

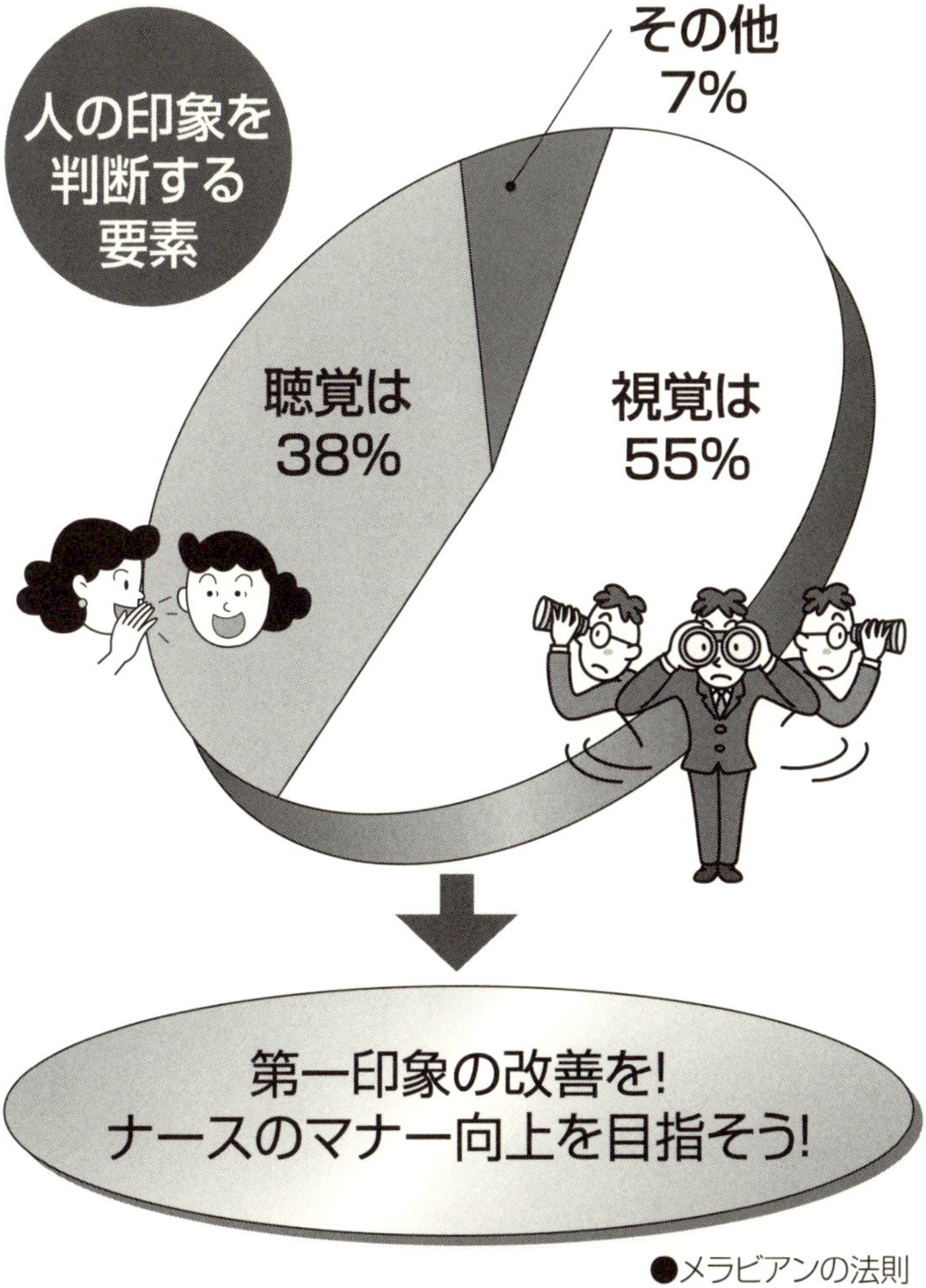
人の印象を
判断する
要素
その他
7%
聴覚は
38%
視覚は
55%
第一印象の改善を!
ナースのマナー向上を目指そう!

●メラビアンの法則

3 職場でのふさわしい身だしなみとは

人から良い印象を持たれる「外見」にするには、どういうところに注意したらいいのでしょうか。まず、身だしなみの考え方やチェックのポイント、態度として挨拶や病院内で患者さんから見られているポイント、そして話し方では敬語などについて具体的にみていきましょう。

第一印象はとても重要であることを理解できたでしょうか。第一印象を決める要素の一つである「身だしなみ」から説明をします。

身だしなみとは、接する患者さんに不快感を与えないように容姿・服装・言葉づかい・態度などを整えることです。一方「おしゃれ」は、自分が満足するように装うことです。おしゃれは、同じ好みの人には受け入れられますが、周囲の人たち全員が好ましいと感じるとは限りません。

だらしのない身だしなみは、あなたの人格を疑わせ、さらには「その病院」の信頼をも失わせます。相手があなたを見た時、あなたが温かい笑顔と態度、きちんとした身だしなみであれば相手に安心感を与え、信頼感を与えます。医療に携わるプロとして必要とされるのは、病院そのもののイメージやサービスに対する心構えをあらわす身だしなみを整えることです。

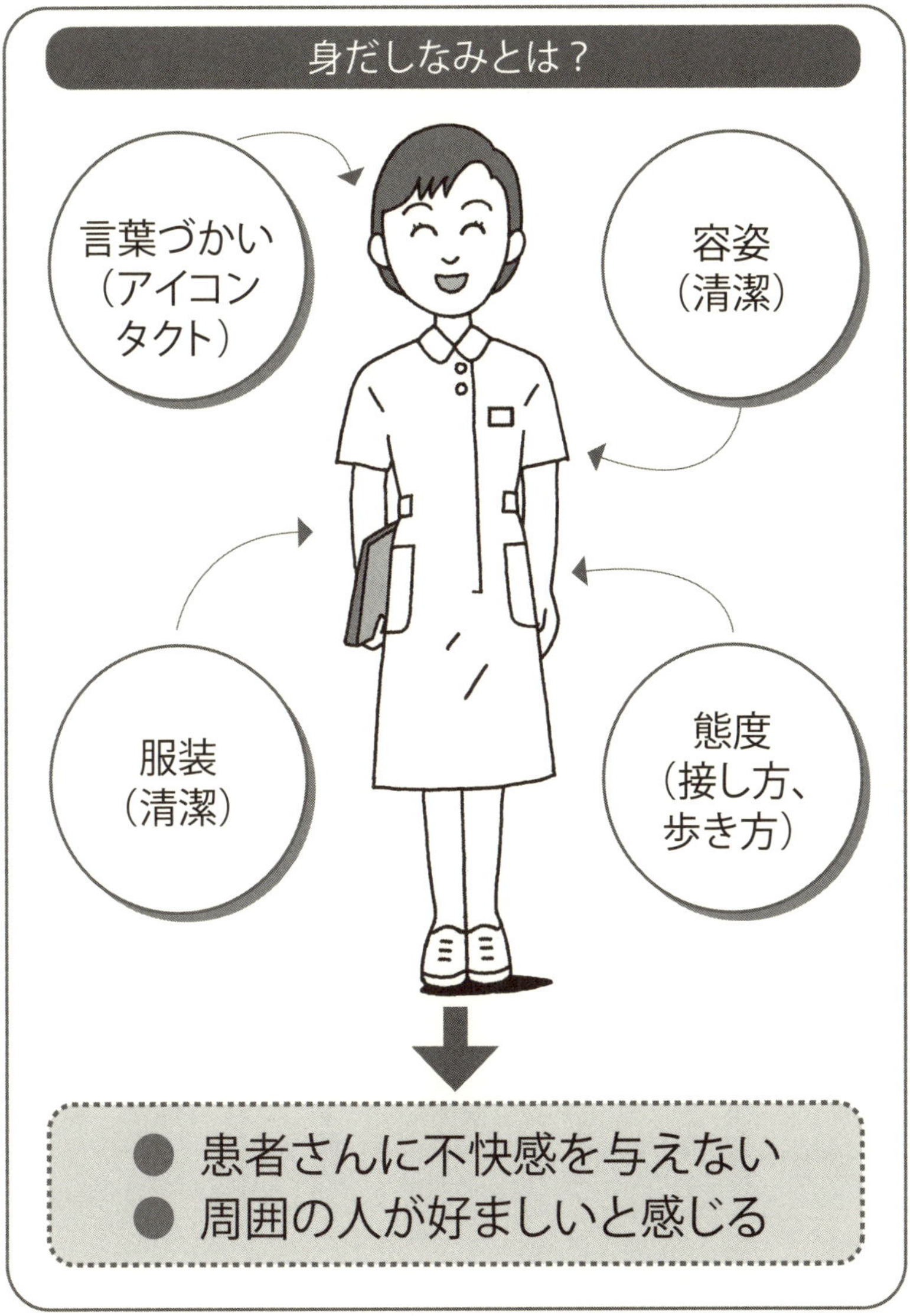
身だしなみとは？
言葉づかい（アイコンタクト）
容姿（清潔）
服装（清潔）
態度（接し方、歩き方）
● 患者さんに不快感を与えない
● 周囲の人が好ましいと感じる

4 身だしなみの5つのポイント

清潔感・安全性・機能的・ＴＰＯ・健康的の５つのポイントから整えます。病院でのユニフォームは、この５つのポイントから考えられたものです。ドレスコードといって職種ごとに細かく決められている場合もあります。

【例】

「靴は、つま先からかかとまでの全体を覆うもので白色のものを履く」

清潔感のポイントは「汚れのないものかどうか」ということに気をつけます。安全性は、患者さんや自分自身の安全が確保できる服装です。たとえば、足にフィットした歩きやすい靴を履くことです。機能的とは、業務をするために働きやすい服・靴・髪型にすることです。また、長い髪の毛は、邪魔にならないようにまとめること。ＴＰＯ（時・所・場合）のポイントは、時と場所に合わせて仕事に適したトータルコーディネートをすることです。健康的にするポイントは、患者さんから見て元気に見えるように配慮することです。

これらの５つのポイントを、すべてをバランスよく採り入れることが重要です。

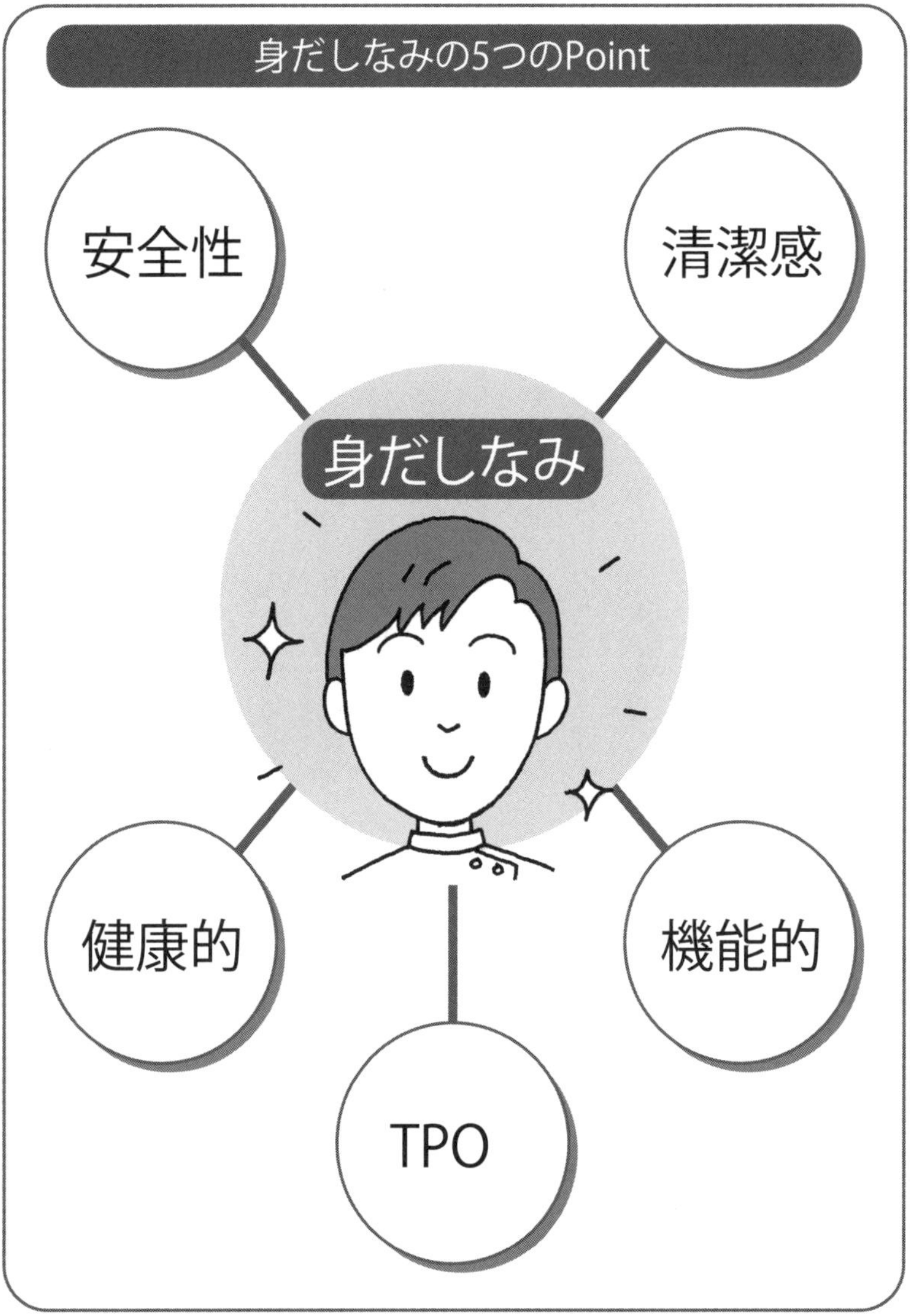

身だしなみの5つのPoint
安全性
清潔感
身だしなみ
健康的
機能的
TPO

5 そのまま使える・医療現場の身だしなみチェックリスト

患者さんが病院・医療に対して持つイメージは次のようなものです。病気やケガに対して頼りになる存在です。その中でも清潔なイメージは特に強いものと言えます。その代表が白衣です。患者さんにとって白衣は限りなく清潔なものです。

白衣もユニフォームですから、汚れや汗はつきものです。仕事の性質上、かがむことも多いので裾が汚れやすいですし、汚れたものにも触れることも多くなります。患者さんが白衣の汚れや、看護師の通勤姿の乱れを見た時、看護師に対するイメージ、医療やその病院に対するイメージを崩してしまい信頼感まで大きく損なうことは十分に考えられます。

看護師の仕事にプライドを持つ限り、信頼感を裏切らないよう常に清潔な服装に気をつけてください。

◉身だしなみのチェックポイントについて

病院で利用できる身だしなみのチェックポイントをご紹介します。ポイントは、

①髪

②顔
③服装
④足元
以上の4つのポイントに分けて作成します。参考までに男性・女性のポイントを挙げておきます。

それぞれの4つのポイントについて、説明します。

まず、髪についてですが、医療機関の研修で打ち合わせをしている時にいつも話題になります。最近では、カラーリングが一般的に行なわれるようになりました。医療現場においても髪の色については気を配っています。あるカラーコーディネートから聞いた話ですが、参考までに紹介しておきます。

人間が生まれてきた時は、身体に関する様々なものについては自然にコーディネートされ、髪の毛の色・肌の色・目の色と、誰が見ても違和感のないようになっているとのことでした。カラーコーディネートする場合には、瞳の色を基準として全身のコーディネートをしていると話していました。それから考えて見ると、髪の毛の色はやはり黒であることが自然であると言えます。

ただし、カラーリングが一般的になっている現状で絶対に黒でなければいけないということも、時代錯誤的なような気がします。黒とは言いませんが、やはり黒に近い色にすることが、私は望ましいと思っています。

まずは、患者さんから見てどのようにすれば医療人らしい看護のプロとして見てもらえるかという点から考える必要があります。参考までですが、たとえばどこかの協会などで示されているヘアーカラーの色を基準として考えてはいかがでしょうか。

■身だしなみポイント・看護部

①髪型（お辞儀をした時にかかる髪については、サイドで留めるか束ねる）
②髪色（自然な色。基本は黒色）
③化粧（ナチュラルメイクをする）
④ピアス（基本的に小さなもので一個《一対》は可）
⑤眼鏡（華美にならないように）
⑥ネームプレートは原則的に左胸につけること
（ただし、業務に支障をきたす場合には、患者さんから見える位置につけること）
⑦カーディガンの着用（紺色を着用）
⑧ストッキング・ナースシューズについては白色で統一すること

■身だしなみポイント・事務系（女性）

①髪型（お辞儀をした時にかかる髪については、サイドで留めるか束ねる）
②髪色（自然な色。基本は黒色）

③化粧（ナチュラルメイクをする）
④眼鏡（華美にならないように）
⑤ネームプレートは原則的に左胸につけること
⑥ブレザー着用（10月～5月期）
⑦ストッキングは必ず着用すること（色はベージュ）
⑧3センチヒールの黒のパンプスを履くこと

■身だしなみポイント・事務系（男性）

①髪型（清潔感のあるもの）
②髪色（自然な色。基本は黒色）
③眼鏡（華美にならないように）
④ネームプレートは原則的に左胸につけること
⑤Yシャツの第一ボタンは必ず締めること
⑥Yシャツの色（濃い色は避け薄い色にすること。基本は白色）
⑦ジャケット着用（10月～5月期）
⑧ネクタイは、結び目を緩ませることなくしっかりと締めること
⑨靴下（黒、紺、グレー。白い靴下はダメ）

■身だしなみポイント・技術系（男性）

①髪型（清潔感のあるもの）
②髪色（自然な色。基本は黒色）
③眼鏡（華美にならないように）
④ネームプレートは原則的に左胸につけること
（ただし、業務に支障をきたす場合には、患者さんから見える位置につけること）
⑤履物は白系のものを履くこと（できる限り音が出ないもの）
⑥白衣の着用（白又は、病院で決められている白衣を着用）
⑦靴下（白色を着用すること）

■身だしなみポイント・技師系（女性）

①髪型（お辞儀をした時にかかる髪については、サイドで留めるか束ねる）
②髪色（自然な色。基本は黒色）
③化粧（ナチュラルメイクをすること）
④眼鏡（華美にならないように）
⑤ネームプレートは原則的に左胸につけること
（ただし、業務に支障をきたす場合には、患者さんから見える位置につけること）
⑥履物は白系のものを履くこと（できる限り音が出ないもの）

⑦白衣の着用（白を着用）
⑧靴下（白色を着用すること）

以上をポイントとしてチェックしてください。

また、前記には記載していないのですが、最近では病院内禁煙のところが多いようです。来院される患者さんは具合の悪い方が多いので、においにはより敏感です。

◉その他、特に気をつけたいポイント〜におい〜

患者さんの身体に触れたり・脈を測ったりと非常に近い距離で接します。日本人は、特に「におい」に敏感であると言われています。医療人としてだけではなく、社会人として体臭、タバコのにおいには十分に注意してください。

エチケットとして、患者さんと接する前には、歯磨きをする・口臭消臭剤などを使用しましょう。意外に自分では気づきません。

新入社員のマナー研修でよく話題にしますが女性でも男性でも、自分の好きな香りをつける場合には、香水（パルファン）ではなくオードトワレを使用することを勧めます。理由としては、パルファンは最も調合濃度が高く、純度90度のアルコール溶液に対し、約15％〜30％の賦香率です。香りの持続時間も最も長く、5〜7時間です。

オードトワレの賦香率は、85度のアルコール溶液に対し、約10％〜15％位です。持続時間は、3時間程度で、軽く柔らかな香りなので、日常生活・オフィスに向いています。

ただし、医療機関に勤務されている職員の方には、香水をつけないことを推奨しています。理由は体調が良くない患者さんが来院されますので、健康な場合では感じない「におい」も敏感になる可能性があります。

身だしなみチェックリスト　看護部（女性）

項目	チェック	質問
髪		髪の寝癖などは、直されていますか。
		黒色または黒色に近い髪の色にしていますか。
		前髪やサイドの髪が顔にかからないよう止めていますか。
		長い髪を束ねていますか。
		髪を束ねて20cm以上の場合は、アップにしていますか。
		髪留めは黒、茶、紺にしていますか。
顔		ナチュラルメイクをしていますか。
		カラーコンタクトはしていませんか。
		眼鏡は華美なものではないですか。
手		マニキュアは落としていますか。
		爪は切っていますか。
		爪の先は清潔にしていますか。
服装		しみ･ほころびのないものを着用していますか。
		ボタンはかけていますか。
		しわのないものを着用していますか。
		カーディガンは紺色のものを着用していますか。
		白のストッキング（クラークはベージュ）をはいていますか。
		胸ポケットにペンは3本以内ですか。
足元		白系の靴をはいていますか。
		靴は磨いていますか。
		スニーカーのような足を覆う靴を履いていませんか。
その他		たばこのにおいはしていませんか。
		ネームプレートは左胸または患者さんから見える位置につけていますか（業務に支障がない場合）。
合計		←○の数を記入して下さい。

チェック欄：できていれば○。できていなければ×。

身だしなみチェックリスト　看護部（男性）

項目	チェック	質問
髪		髪に寝癖は、直されていますか。
		黒色または黒色に近い髪の色にしていますか。
		前髪や襟足の髪は切っていますか。
顔		ひげは剃っていますか。
		鼻毛は手入れされていますか。
		カラーコンタクトはしていませんか。
		眼鏡は華美なものではないですか。
手		爪は切っていますか。
		爪の先は清潔にしていますか。
		手は清潔にしていますか。
服装		しみ･ほころびのないものを着用していますか。
		ボタンはかけていますか。
		しわのないものを着用していますか。
		白衣は白く、汚れのないものを着用していますか。
		胸ポケットにペンは3本以内になっていますか。
足元		靴は白系のもの･靴下は白色のものを着用していますか。
		靴下から汚れや破れのないものを履いていますか。
		靴は磨いていますか。汚れていませんか。
その他		たばこのにおいに気をつけていますか。
		ネームプレートは左胸につけていますか（業務に支障がない場合）。
合計		←○の数を記入して下さい。

チェック欄：できていれば○。できていなければ×。

身だしなみチェックリスト　診療部（女性）

項目	チェック	質問
髪		髪の寝癖は、直されていますか。
		黒色または黒色に近い髪の色にしていますか。
		前髪やサイドの髪が顔にかからないよう止めていますか。
		長い髪を束ねていますか。
顔		ナチュラルメイクをしていますか。
		カラーコンタクトはしていませんか。
		眼鏡は華美なものではないですか。
手		マニキュアは落としていますか。
		爪の先は清潔にしていますか。
服装		しみ・ほころびのないものを着用していますか。
		ボタンはかけていますか。
		しわのないものを着用していますか。
		白衣は白く、汚れのないものを着用していますか。
		胸ポケットにペンは3本以内になっていますか。
足元		靴は白系のもの・靴下は白色のものを着用していますか。
		靴下から汚れや破れのないものを履いていますか。
		靴は磨いていますか。
その他		たばこのにおいに気をつけていますか。
		ネームプレートは左胸につけていますか（業務に支障がない場合）。
合計		←○の数を記入して下さい。

チェック欄：できていれば○。できていなければ×。

身だしなみチェックリスト事務部（女性）

項目	チェック	質問
髪		髪の寝癖などは、直されていますか。
		黒色または黒色に近い髪の色にしていますか。
		前髪やサイドの髪が顔にかからないよう止めていますか。
		長い髪を束ねていますか。
顔		ナチュラルメイクをしていますか。
		カラーコンタクトはしていませんか。
		眼鏡は華美なものではないですか。
手		マニキュアをしている場合の色は薄いピンクまたは透明ですか。
		爪は切っていますか。
		爪の先は清潔にしていますか。
服装		しみ·ほころびのないものを着用していますか。
		ストッキング（ベージュ）をはいていますか。
		ブレザーを着ていますか（患者さんと接する時10月～5月期）
		胸ポケットのペンは3本以内にしていますか。
足元		黒色のパンプスを履いていますか。（3cm以内）
		靴は磨いていますか。
その他		たばこのにおいがしないよう気をつけていますか。
		ネームプレートは左胸につけていますか。
合計		←○の数を記入して下さい。

チェック欄：できていれば○。できていなければ×。

身だしなみチェックリスト事務部(男性)

項目	チェック	質問
髪		髪の寝癖は、直されていますか。
		黒色または黒色に近い髪の色にしていますか。
		前髪や襟足の髪は切っていますか。
顔		ひげは剃っていますか。
		鼻毛は手入れされていますか。
		カラーコンタクトはしていませんか。
		眼鏡は華美なものではないですか。
手		爪は切っていますか。
		爪の先は清潔にしていますか。
		手は清潔にしていますか。
服装		しみ・ほころびのないものを着用していますか。
		ボタンはかけていますか。
		しわのないものを着用していますか。
		ワイシャツの第一ボタンは留めていますか。
		ワイシャツの色は薄い色(白色)を着ていますか。
		ネクタイはきちんと結んでいますか。
		ジャケットを着ていますか(患者さんと接する時10月〜5月期)
		ズボンの折り目はついていますか。
		胸ポケットのペンは3本以内ですか。
足元		スーツの色と合う靴下を履いていますか。
		靴下から汚れや破れのないものを履いていますか。
		スーツに合う靴を履いていますか。
その他		たばこのにおいに気をつけていますか。
		装飾品は、結婚指輪のみですか。
		ネームプレートは左胸につけていますか。
合計		←○の数を記入して下さい。

チェック欄:できていれば○。できていなければ×。

身だしなみチェックリスト　診療協力部（男性）

項目	チェック	質問
髪		髪の寝癖などは、直されていますか。
		黒色または黒色に近い髪の色にしていますか。
		前髪や襟足の髪は切っていますか。
		ひげは剃っていますか。
顔		鼻毛は手入れされていますか。
		カラーコンタクトはしていませんか。
		眼鏡は華美なものではないですか。
手		爪は切っていますか。
		爪の先は清潔にしていますか。
		手は清潔にしていますか。
服装		しみ･ほころびのないものを着用していますか。
		ボタンはかけていますか。
		しわのないものを着用していますか。
		白衣は白く、汚れのないものを着用していますか。
		胸ポケットにペンは3本以内になっていますか。
足元		靴は白系のもの･靴下は白色のものを着用していますか。
		靴下から汚れや破れのないものを履いていますか。
		靴は磨いていますか。
		スニーカーのような足を覆う靴を履いていませんか。
その他		たばこのにおいに気をつけていますか。
		ネームプレートは左胸につけていますか（業務に支障がない場合）。
合計		←○の数を記入して下さい。

チェック欄：できていれば○。できていなければ×。

身だしなみチェックリスト（保育士用）

項目	チェック	質問
髪		髪の寝癖などは、直されていますか。
		黒色または黒色に近い髪の色にしていますか。
		前髪やサイドの髪が顔にかからないよう止めていますか。
		長い髪を束ねていますか。
顔		厚化粧や派手な化粧をしていませんか。
		カラーコンタクトはしていませんか。
		眼鏡は華美なものではないですか。
服装		エプロンは許可を得ているものを着用していますか。
		しみ·ほころびのないものを着用していますか。
		ボタンは外れていませんか。
		しわのないものを着用していますか。
		決められているカーディガンを着用していますか。
足元		靴に汚れはありませんか。
その他		たばこのにおいはしませんか。
		装飾品はつけていませんか。
		ネームプレートは左胸につけていますか（業務に支障がない場合）。
合計		←○の数を記入して下さい。

チェック欄：できていれば○。できていなければ×。

6 してはならないタブー集！ 患者さんが感じている不快な態度

患者さんが不愉快だと感じてしまった瞬間に病院が一丸となってめざしている「患者サービス」の質は急激に低下してしまいます。

そこで注意したいのが、「親しみの持てる態度」と「なれなれしい態度」とは違うんだということを明確に意識して患者さんに接することです。

他人事ではなく、どこの病院にも周りで聞いているとハラハラするようなしゃべり方をする看護師が必ずいます。もちろん、社会になれていない新人看護師に多いわけですが、人によっては、モンスターペイシェントどころではなく、モンスターナースと感じているかもしれないことを忘れてはいけません。そうならないためには、組織に属して社会生活を送っているわけですから、意識を高めて節度ある態度で接することが必要です。

①なれなれしい態度

必要以上に親しい態度をとると、なれなれしさに陥ります。

職場で節度を越えたなれなれしい態度をとった場合には、患者さんに軽薄さを感じさせ、教養を疑われ、違和感を持たせる結果になります。

②威張った態度・横柄な態度・傲慢な態度

このような態度は、患者さんに強い拒絶感情を起こさせます。相手を見下したり、無視したりする気持ちから出てくるものです。

③すました態度・気取った態度

気取った態度では相手との心理的な壁を作ってしまい、親近感をはばんでしまいます。「患者サービス」をより良く提供するためには、日ごろから、誠実さを持った態度で接してほしいものです。

誠実さとは、外に出す表現の形と心を調和させる努力で培われます。単なる言葉の操作ではなく、「自分にも相手にも誠実である」という心が必要です。

やってはならない態度（患者に与えるイメージ）…①

不快感を与える態度	患者に与える印象
なれなれしすぎる態度	軽薄、近づきたくない

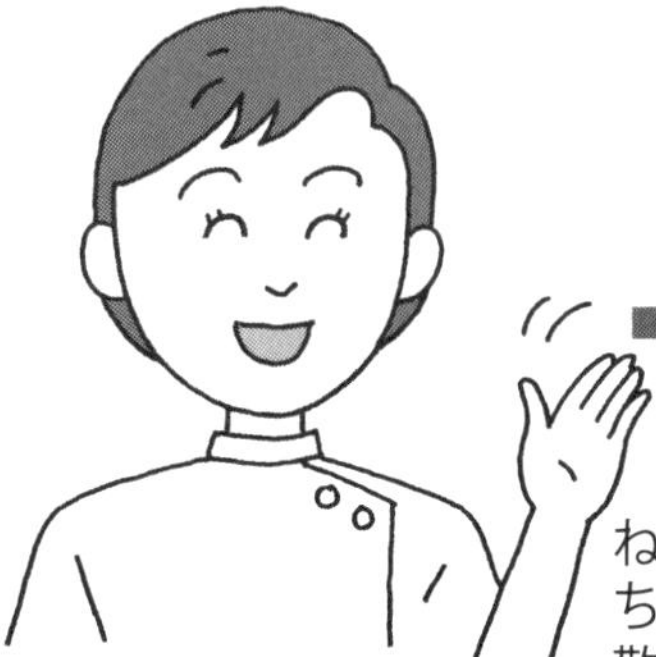

ねえねえ
ちょっと
敬語を使わない

不快感を与える態度	患者に与える印象
威張った態度	反感、何様という気持ち

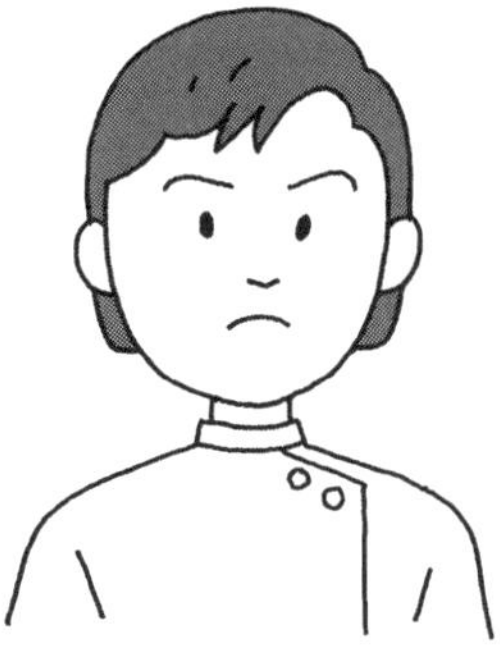

命令口調
～しないでください
～してください

やってはならない態度（患者に与えるイメージ）…②

不快感を与える態度	患者に与える印象
すました態度（無表情）	

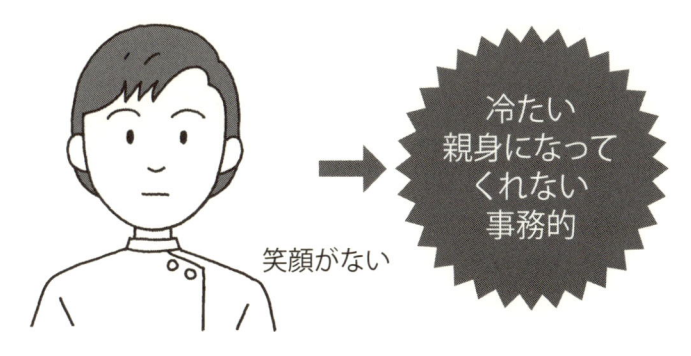

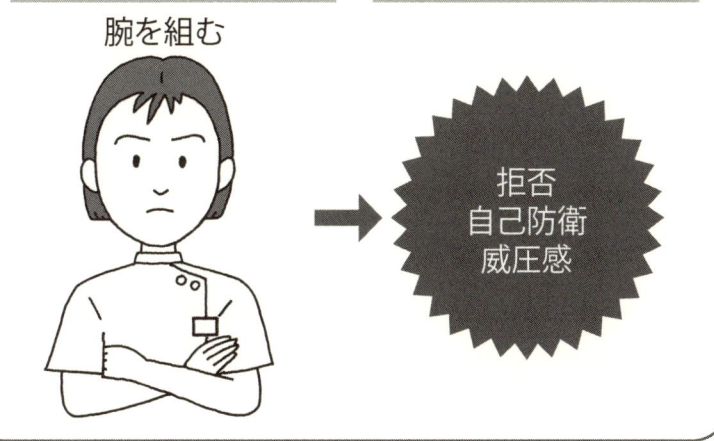

笑顔がない

→ 冷たい
親身になって
くれない
事務的

不快感を与える態度	患者に与える印象
腕を組む	

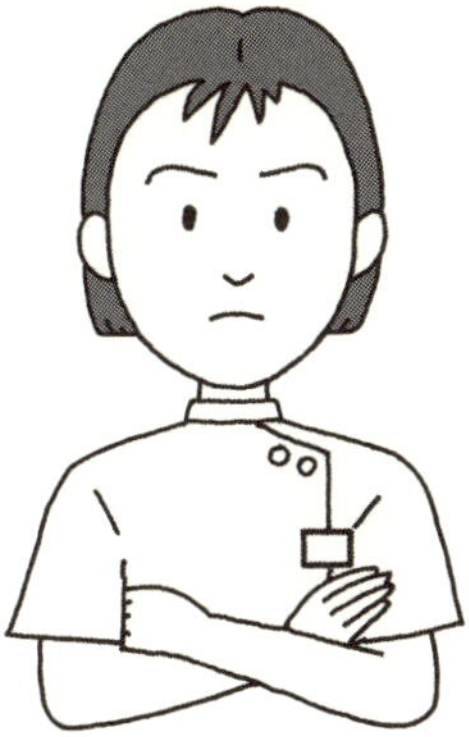

→ 拒否
自己防衛
威圧感

やってはならない態度（患者に与えるイメージ）…③

不快感を与える態度 | **患者に与える印象**

斜に構える
（ちゃんと相手を見ない）

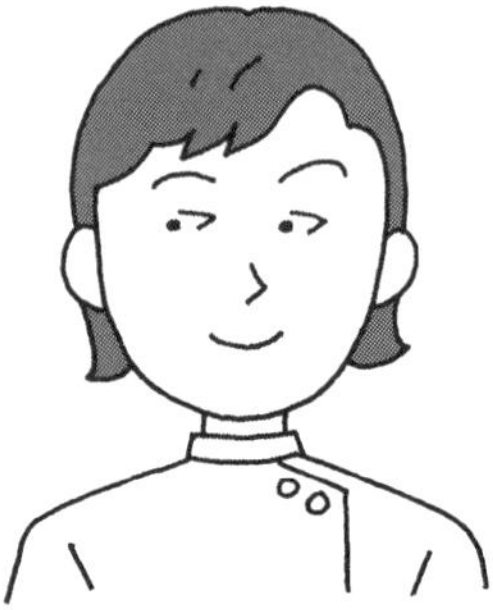

相手を
寄せつけない
ような態度
皮肉っぽい態度

→ 不安、
欲求不満

不快感を与える態度 | **患者に与える印象**

時計を見る、
時間を気にする

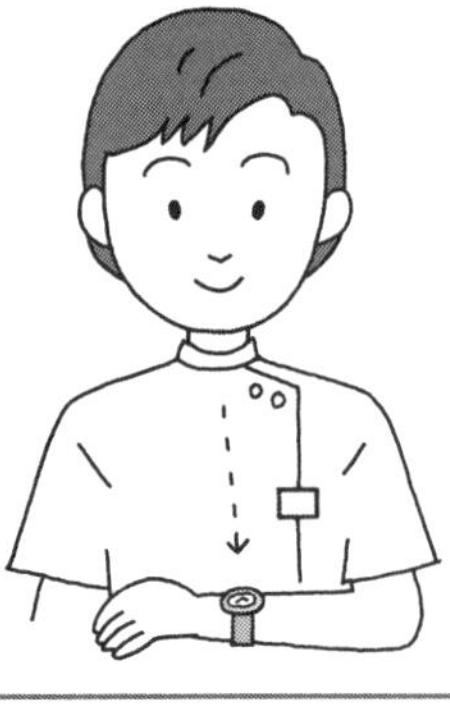

→ いらいら
している
拒否
気が散っている
焦っている

やってはならない態度（患者に与えるイメージ）…④

不快感を与える態度	患者に与える印象
頻繁に座り方や姿勢を変える	いらいらしている 拒否

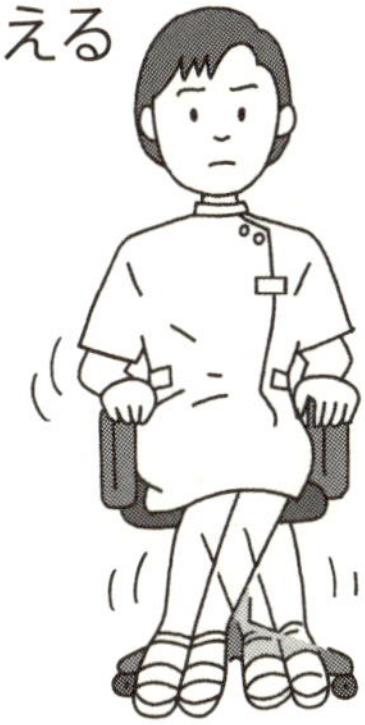

不快感を与える態度	患者に与える印象
むやみやたらとうなずく 相づちを打つ	雑なイメージ

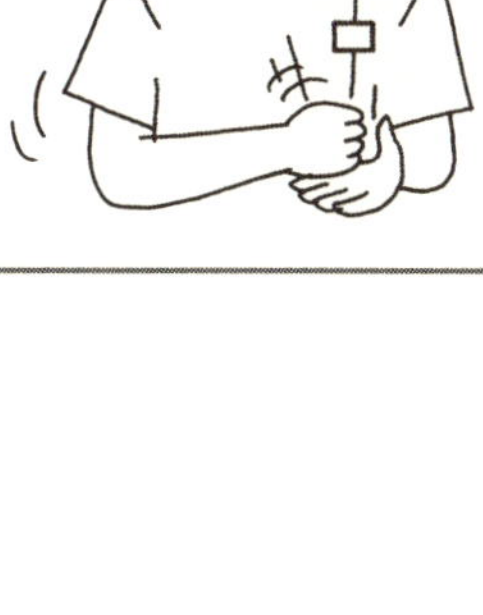

やってはならない態度（患者に与えるイメージ）…⑤

不快感を与える態度　　**患者に与える印象**

患者と視線を合わせない

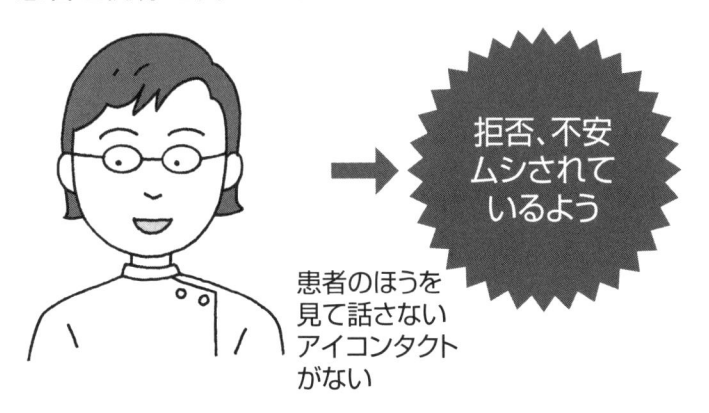

患者のほうを
見て話さない
アイコンタクト
がない
拒否、不安
ムシされて
いるよう

アドバイス

アイコンタクトをとるのは、「あなたのことをちゃんと見て話しています」「あなただけに話しています」「あなたの言うことをちゃんと聞いています」というように、相手を認めていますということを伝えるうえでもたいへん重要。

7 患者さんに共感を与えるスキルを身につけよう

患者さんと接する時、患者さんは看護師の何を注意深く観察しているかというと、自分に共感を持っている〝表情〟や〝態度〟をしているかどうかを見ています。忙しくてもきちんと患者さんの言うことを受け止めているかどうかを見られているのです。そして、**共感を持って接してくれていると感じた時、患者さんは満足を感じることになります**。

共感を与えるポイントは「姿勢」と「視線」です。まず気をつけたいのは「姿勢」です。背中が丸まっていると、消極的で覇気のない印象を与えます。

もう一つのポイントは「相手の目を見て話す」ことです。「あなたの話を真剣に聞いていますよ」というサインです。また、大きくうなずく、相づちを打つ、表情を変えるなど、相手の話に合わせて反応することも大切です。

■**共感（アクティブ・リスニング）の心構え**

①先入観を捨てて相手を批判せず、素直な気持ちで聞く。
②相手の言葉だけではなく感情を読み取るようにする。
③相手の言いたいことを要約する、言い換えてあげる。

共感を与えるポイント…①

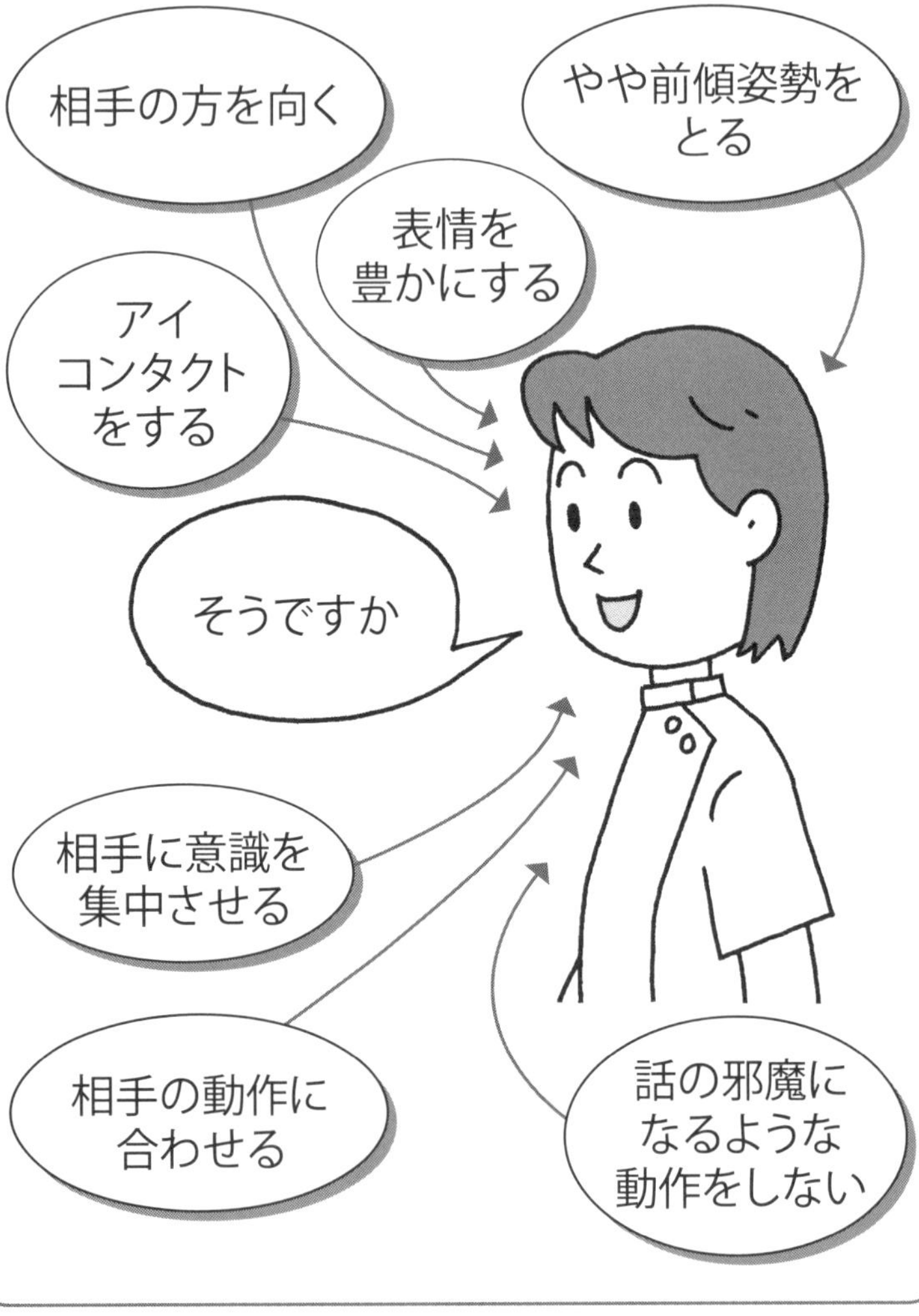

相手の方を向く
やや前傾姿勢をとる
表情を豊かにする
アイコンタクトをする
そうですか
相手に意識を集中させる
相手の動作に合わせる
話の邪魔になるような動作をしない

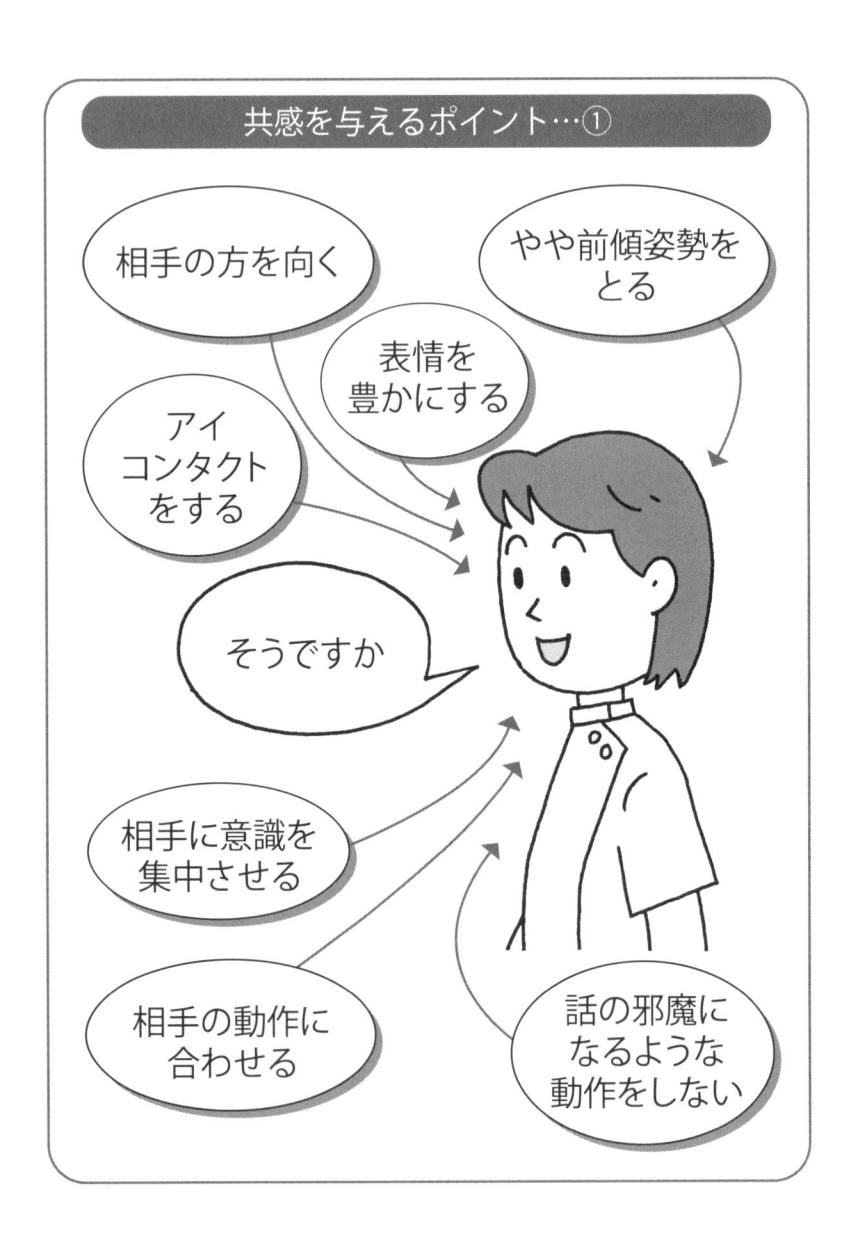

共感を与えるポイント…②

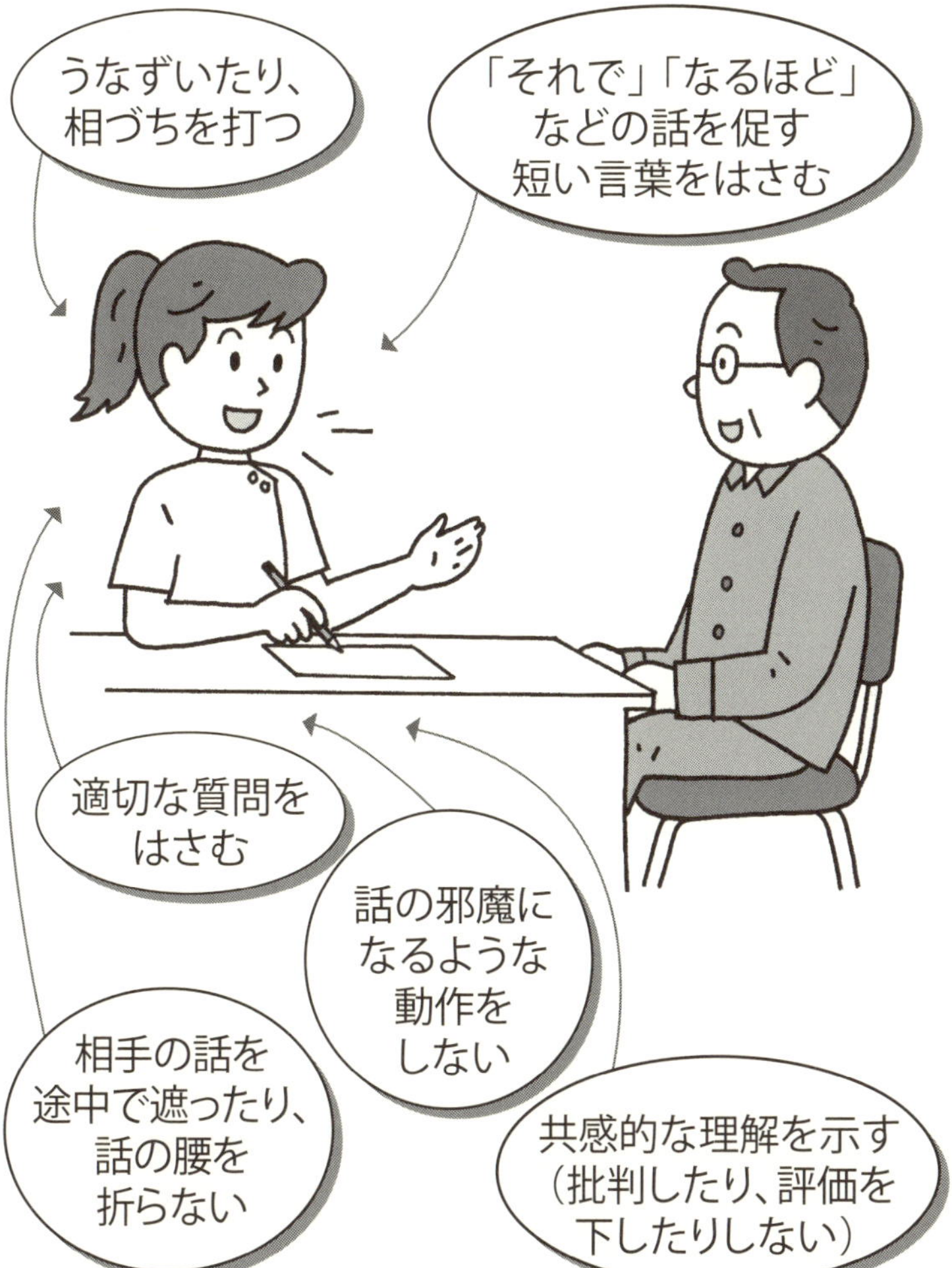

うなずいたり、
相づちを打つ
「それで」「なるほど」
などの話を促す
短い言葉をはさむ
適切な質問を
はさむ
話の邪魔に
なるような
動作を
しない
相手の話を
途中で遮ったり、
話の腰を
折らない
共感的な理解を示す
（批判したり、評価を
下したりしない）

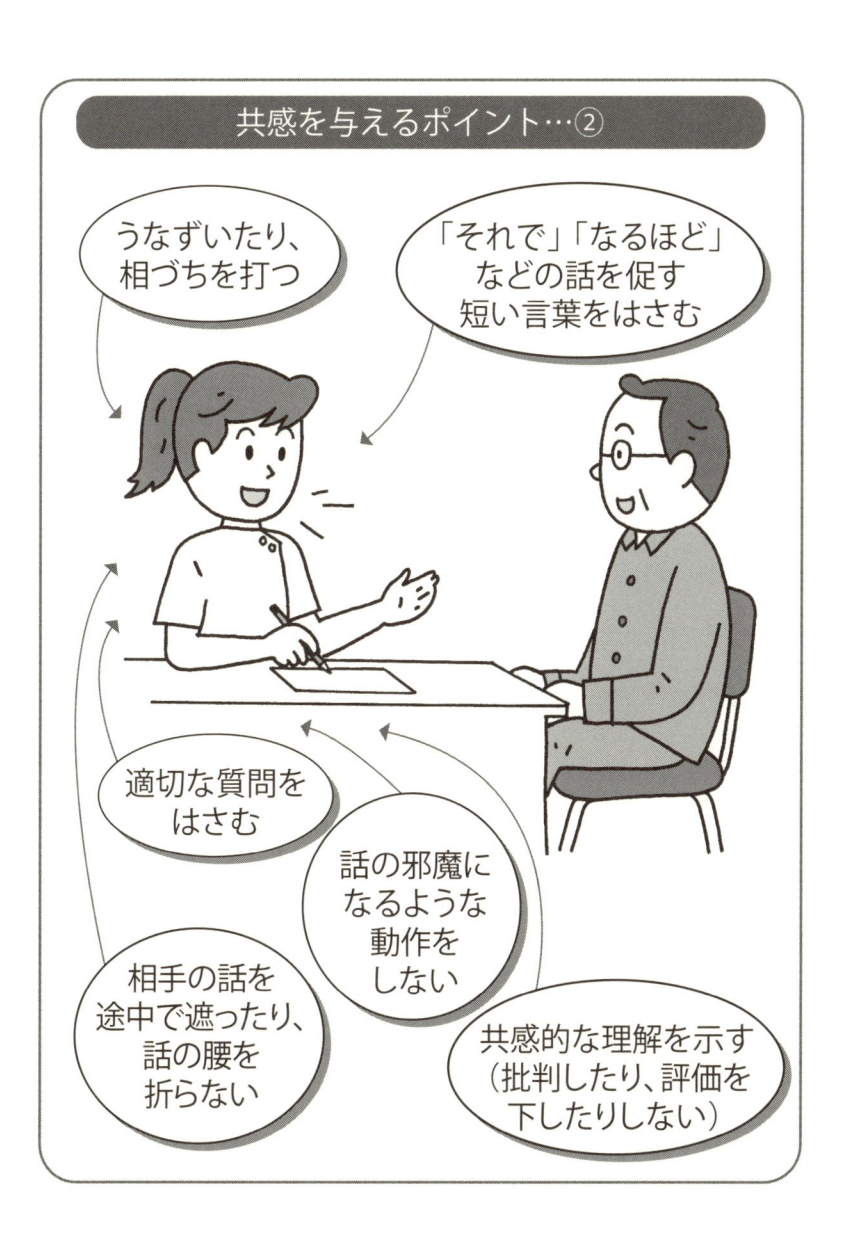

共感を与えるポイント…③

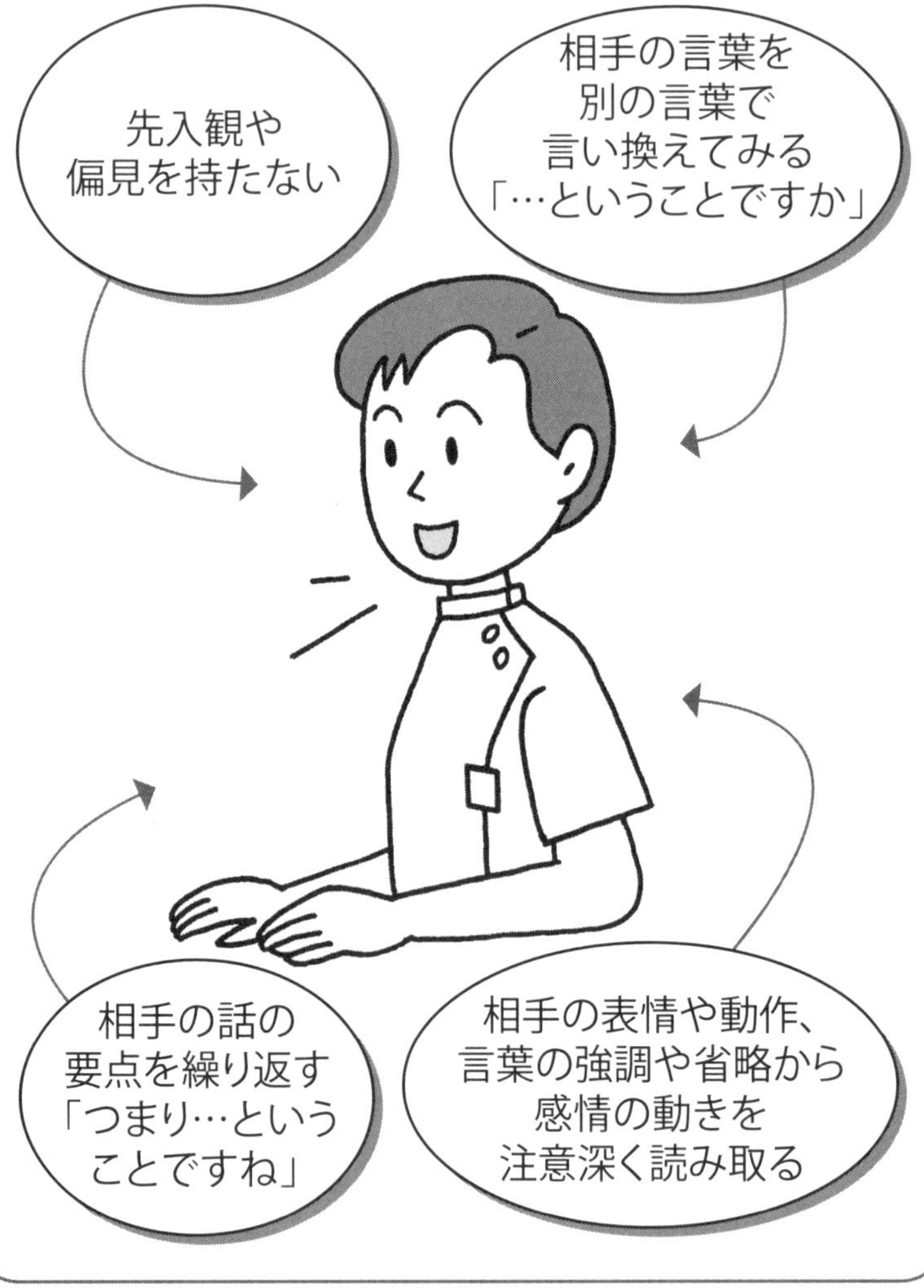
先入観や
偏見を持たない
相手の言葉を
別の言葉で
言い換えてみる
「…ということですか」
相手の話の
要点を繰り返す
「つまり…という
ことですね」
相手の表情や動作、
言葉の強調や省略から
感情の動きを
注意深く読み取る

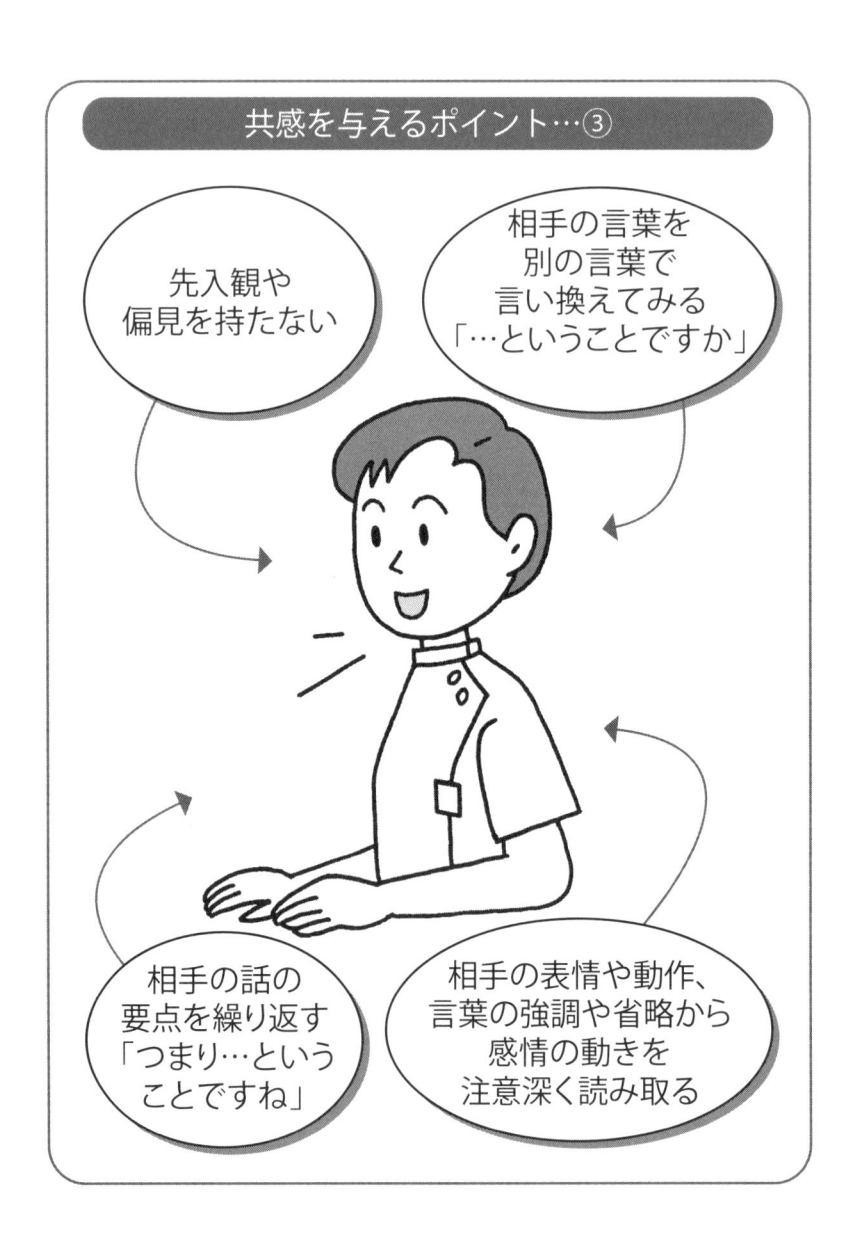

共感を与えるポイント…④

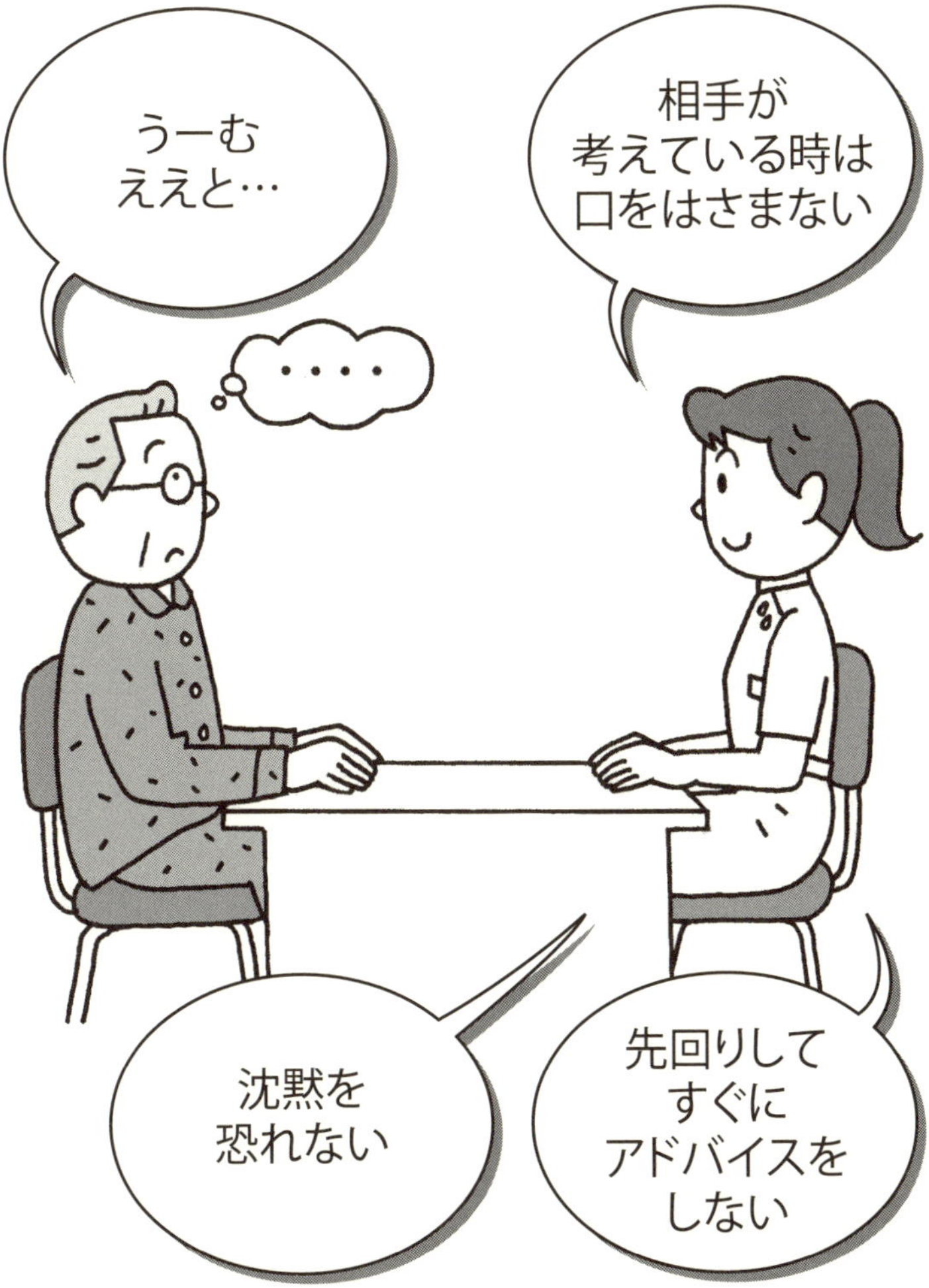

うーむ
ええと…
相手が
考えている時は
口をはさまない
・・・・
沈黙を
恐れない
先回りして
すぐに
アドバイスを
しない

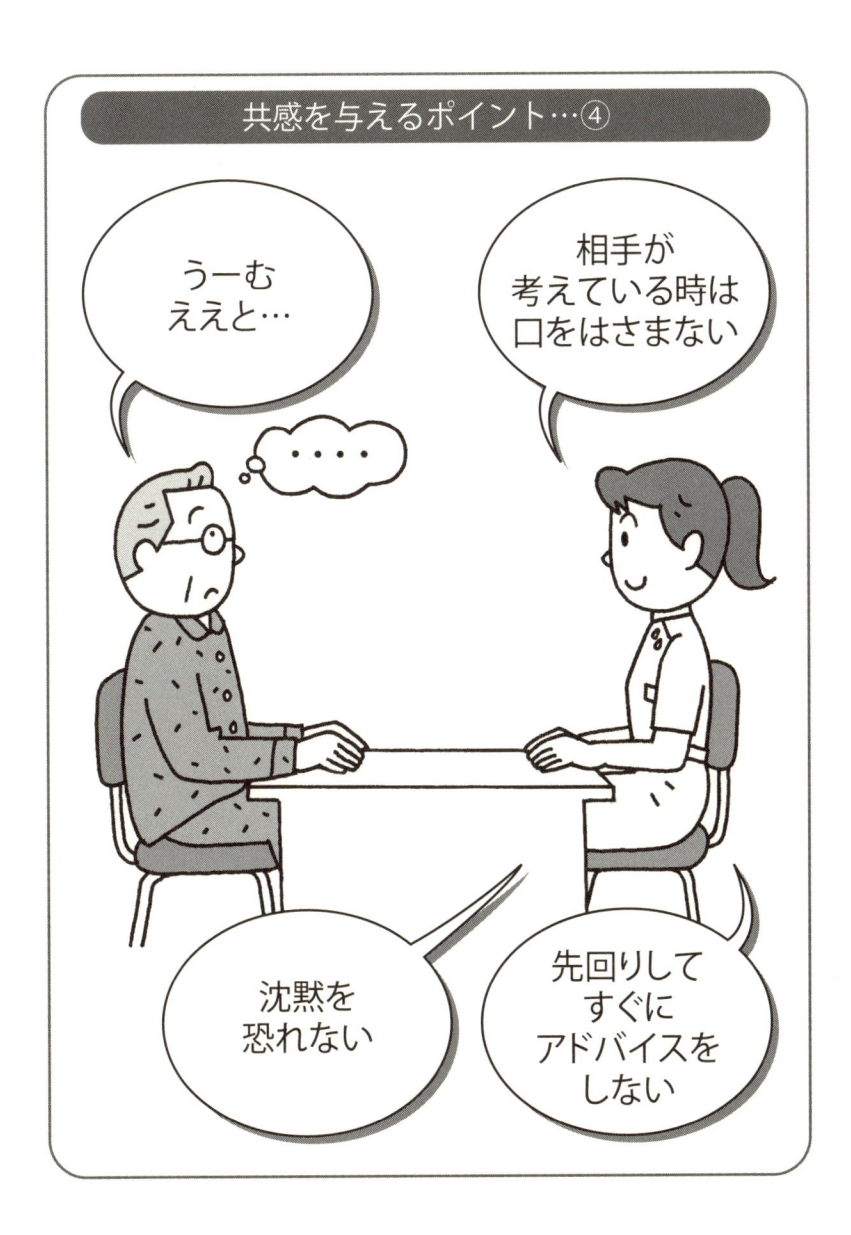

8 なぜ挨拶が大切なのか

看護現場で、あるいは生活の中で、毎日数え切れないほど挨拶をしていますが、挨拶の重要な役割について改めて考えてみましょう。

ある病院の医師から次のような話を伺いました。

「外来にお越しになった患者さんから、これからも頑張って治療するという手紙をもらったんだよ。とてもうれしくてね。やっぱり挨拶は重要なんだね」

この医師は、他の病院から紹介された患者さんの初診時の応対を変えたということでした。応対場面を再現します。

医　師　「○○○○○さん（フルネームで）、診療室にお入りください。お待たせしました。○○さんを今日から担当する○○です。一緒に治療をしましょう。」

患者さん　「はい。○○○○○です。よろしくお願いします。」

特に初対面の患者さんには、挨拶はとても重要な役割をしています。

挨拶には「あなたの存在に気づいています」「よろしくお願いします」などの前向きなメッセージが含まれています。

病院にいらっしゃった患者さんに対する声掛けは大切です。まず、声掛けの「第一声」となるのが挨拶です。

挨拶は相手と心理的な結びつきを持ち、より良い人間関係を作るためのものです。患者さんとのコミュニケーションの第一歩です。挨拶の役割とは、相手の人格を認め、相手に対して好印象を与える役割を担っています。

不安な気持ちで来院された患者さんは、あなたの掛けた「その一言」で安心して心を開いてくれるでしょう。

反対に、目や顔を合わせても、挨拶すらしなければ、相手は自分が無視されたと思い、不快な気持ちになります。

■挨拶の役割

①相手の人格を認める
②相手に好印象を与える
③相手の心を開く

◉相手にしっかり伝わる挨拶のポイント

①自分の暖かい気持ちが伝わるように言葉する
②相手が明るい気持ちになれるように元気よく！
③挨拶は、患者相手よりも先に声を掛ける
④毎日続けて挨拶をする！

何か困っていそうな患者さんや部屋を探しているような付き添いの方がいたら、自分のほうから、積極的に声を掛けて手助けしましょう。

相手にしっかり伝わる挨拶のポイント

❶ 相手に共感する心と態度を口調にあらわし、自分の暖かい気持ちが伝わるように言葉する

❷ 相手が明るい気持ちになれるように元気で、笑顔で明るく、丁寧に!

❸ 挨拶は、患者さんや付き添いの方々よりも先のタイミングで声を掛ける

❹ 1日1日の積み重ねが、大切。毎日続けて挨拶をする!

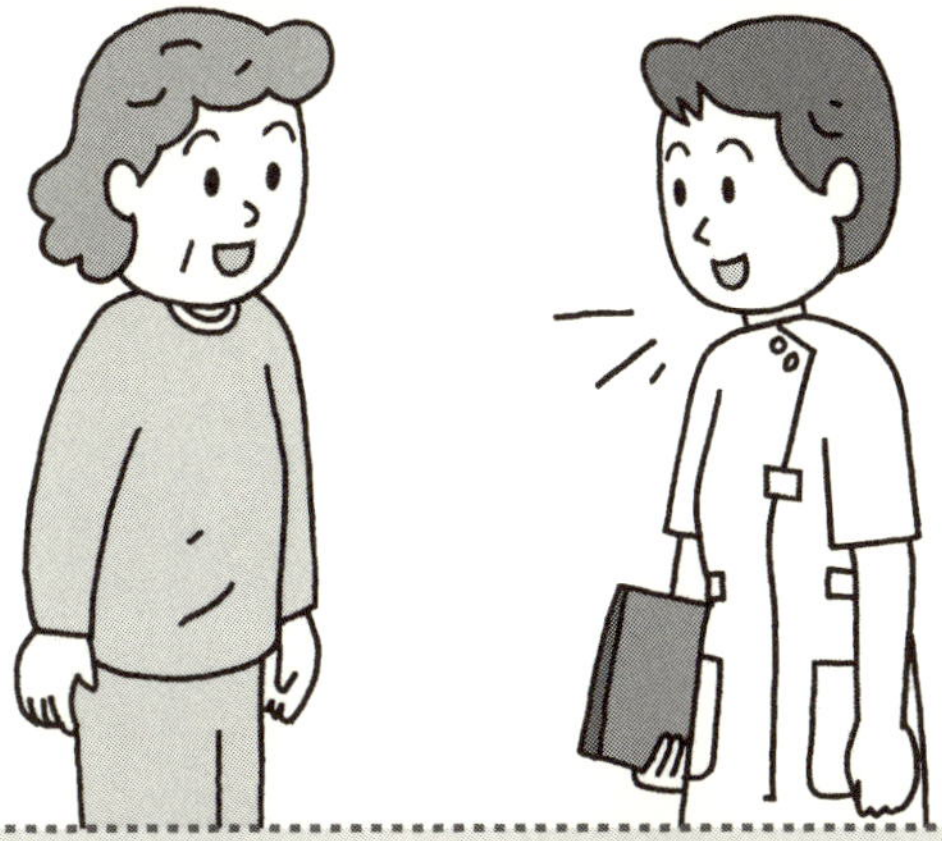

何か困っていそうな患者さんや
付き添いの方などを見かけたら、
まず、あなたのほうから、暖かみのある笑顔で
声を掛けてあげてください。

9 笑顔の重要な役割について（笑顔の効用、作り方）

患者さんやご家族の不安な気持ちを取り除く方法として、笑顔には重要な役割があります。多忙な業務でついつい無表情で接してはいないでしょうか。笑顔には、次のような効用が隠されているのです。

①病院に来られた方の不安感が取り除かれます。
②より良いコミュニケーションをとることができます。
③自分の気持ちの足りないところを補うことができます。
④笑顔も第一印象を決定する重要なポイントです。

◉笑顔のポイント

笑顔の作り方を少し紹介します。まずあなたの考える「明るくて・暖かみのある笑顔」のイメージを絵にしてみてください。

どうですか？　今イメージした笑顔を、どうしたら作ることができるでしょうか？

実は、次のような時の笑顔が、もっとも美しいとされています。

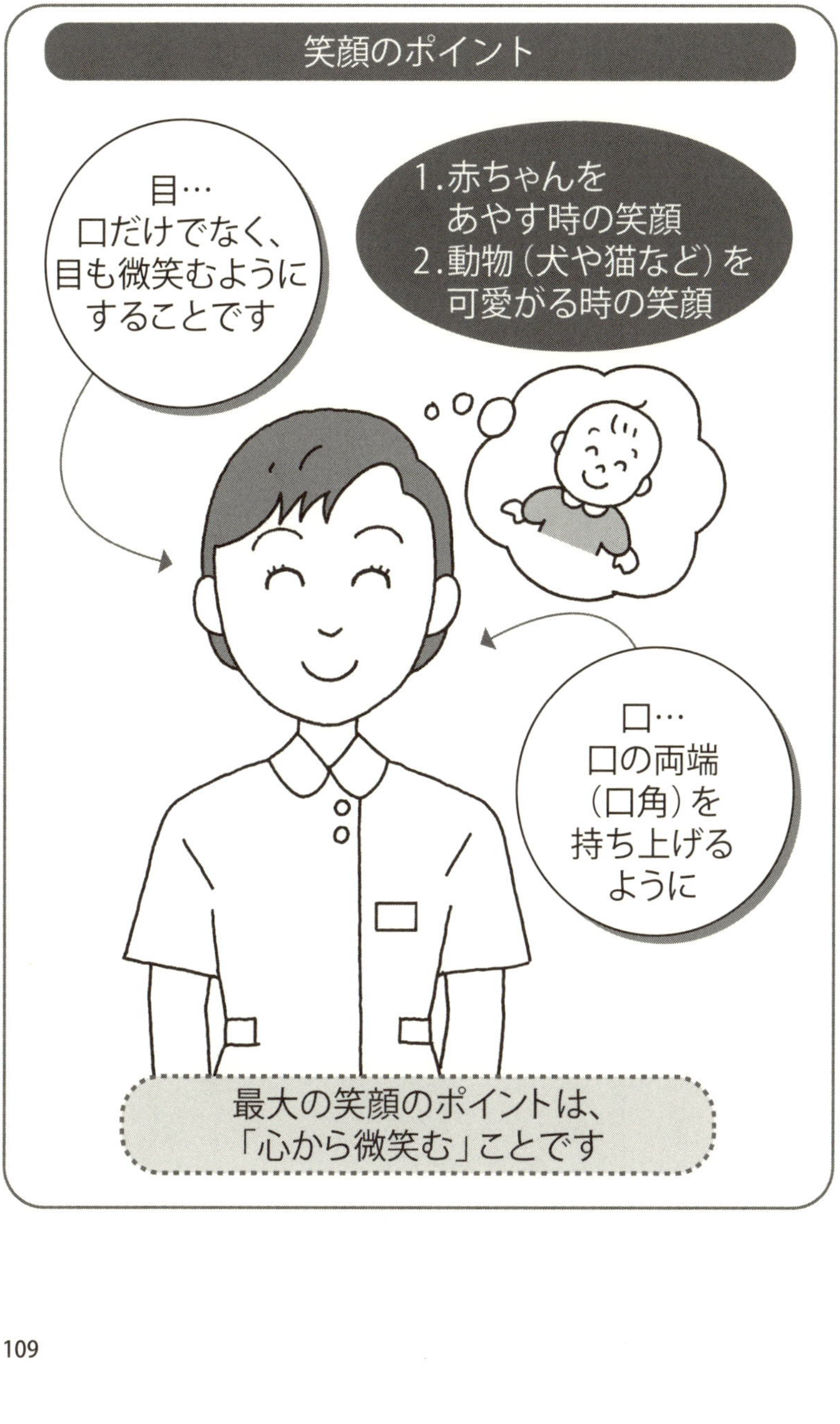
笑顔のポイント
目…
口だけでなく、
目も微笑むように
することです
1.赤ちゃんを
あやす時の笑顔
2.動物（犬や猫など）を
可愛がる時の笑顔
口…
口の両端
（口角）を
持ち上げる
ように
最大の笑顔のポイントは、
「心から微笑む」ことです

①赤ちゃんをあやす時の笑顔
②動物（犬や猫など）を可愛がる時の笑顔

笑顔の作り方のポイントは、
①口…口の両端（口角）を持ち上げるように
②目…口だけでなく、目も微笑むようにすること
です。
最大の笑顔のポイントは、「心から微笑む」ことです。

笑顔だけでなく、身だしなみもそうですが、患者さんの前に出る前に鏡を見る習慣を身につけると上手な笑顔ができるようになり、身だしなみも向上します。

10 お辞儀の種類と意味・使い分け方

挨拶をする時には、必ずお辞儀をします。お辞儀は、相手に敬意をあらわす態度です。お辞儀には、礼の深さで会釈・敬礼・最敬礼の3種類あります。

①会釈
会釈は、目礼と言われるお辞儀をする場合に使います。直立の姿勢から腰を基点に15度くらいです。

廊下ですれ違う場合や遠くに見える人に対して行ないます。

②敬礼
敬礼は、相手に敬意をあらわす時に使います。通常ビジネスではこの敬礼を使います。直立の姿勢から腰を基点に30度くらいです。朝の挨拶をする場合やお礼などの場合に使います。

(例：「おはようございます」

「いらっしゃいませ」

（「お疲れ様でした」）

③最敬礼

最敬礼は、最も丁寧なお辞儀です。最高の敬意をあらわす場合に行ないます。最敬礼は直立の姿勢から腰を基点に45度以上体を曲げます。

お辞儀をする時のポイントは、背筋を伸ばします。手は、女性の場合は身体の前で軽く握ります。男性は、身体の横につけます。目線は上目づかいにならないように気をつけます。上体を曲げる時は、すばやく曲げゆっくりと戻します。

挨拶の言葉のタイミングですが、言葉を先に言ってから、次にお辞儀をします。

（例：お礼・謝罪の場合）

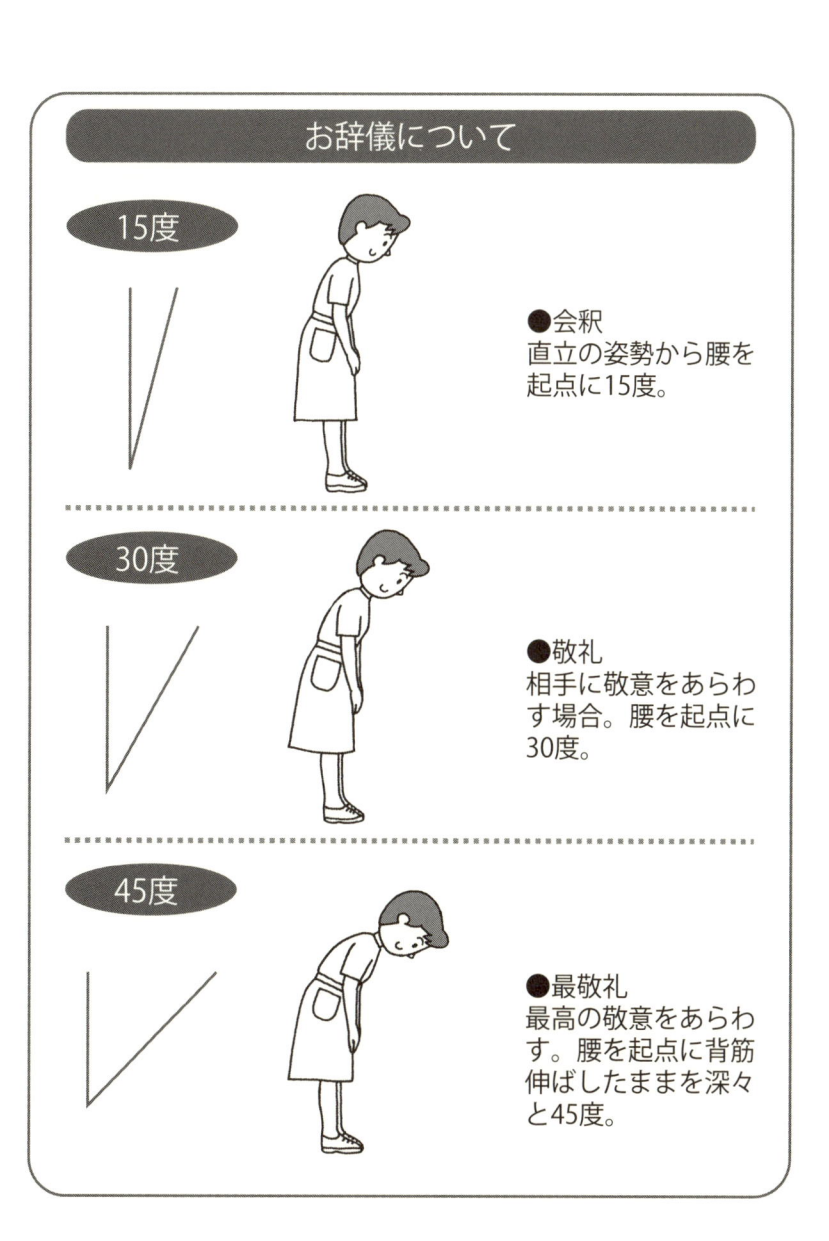

お辞儀について

15度

●会釈
直立の姿勢から腰を起点に15度。

30度

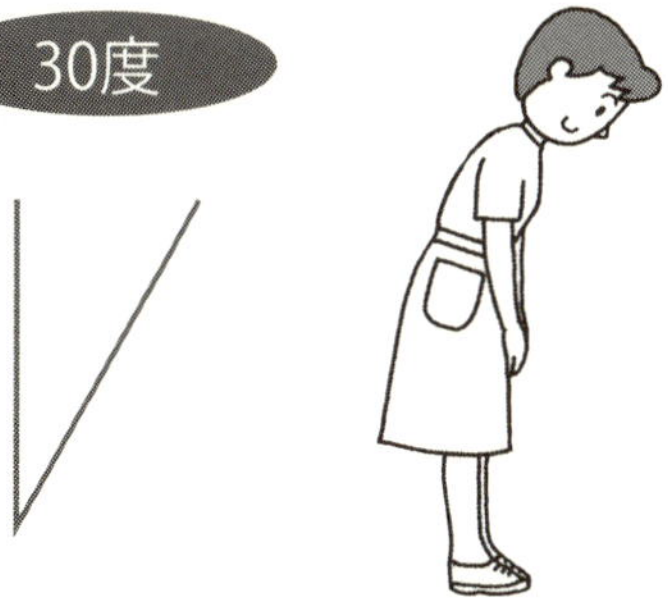

●敬礼
相手に敬意をあらわす場合。腰を起点に30度。

45度

●最敬礼
最高の敬意をあらわす。腰を起点に背筋伸ばしたままを深々と45度。

11 見た目に美しく見えるお辞儀のポイント

次にお辞儀をする時のポイントを説明します。

①背筋は伸ばします。

手は、女性は身体の前で、左手を上にして右手を軽く握り、男性は身体の横につけます。

②目線と上体は直角にします。

上目づかいにならないように、気をつけましょう。

③腰から上半身を傾けます。

「1・2・3」の呼吸で、「1で相手を見、2で礼をし、3で起こす」。

④語先後礼。

言葉を先に言い、次にお辞儀をします。

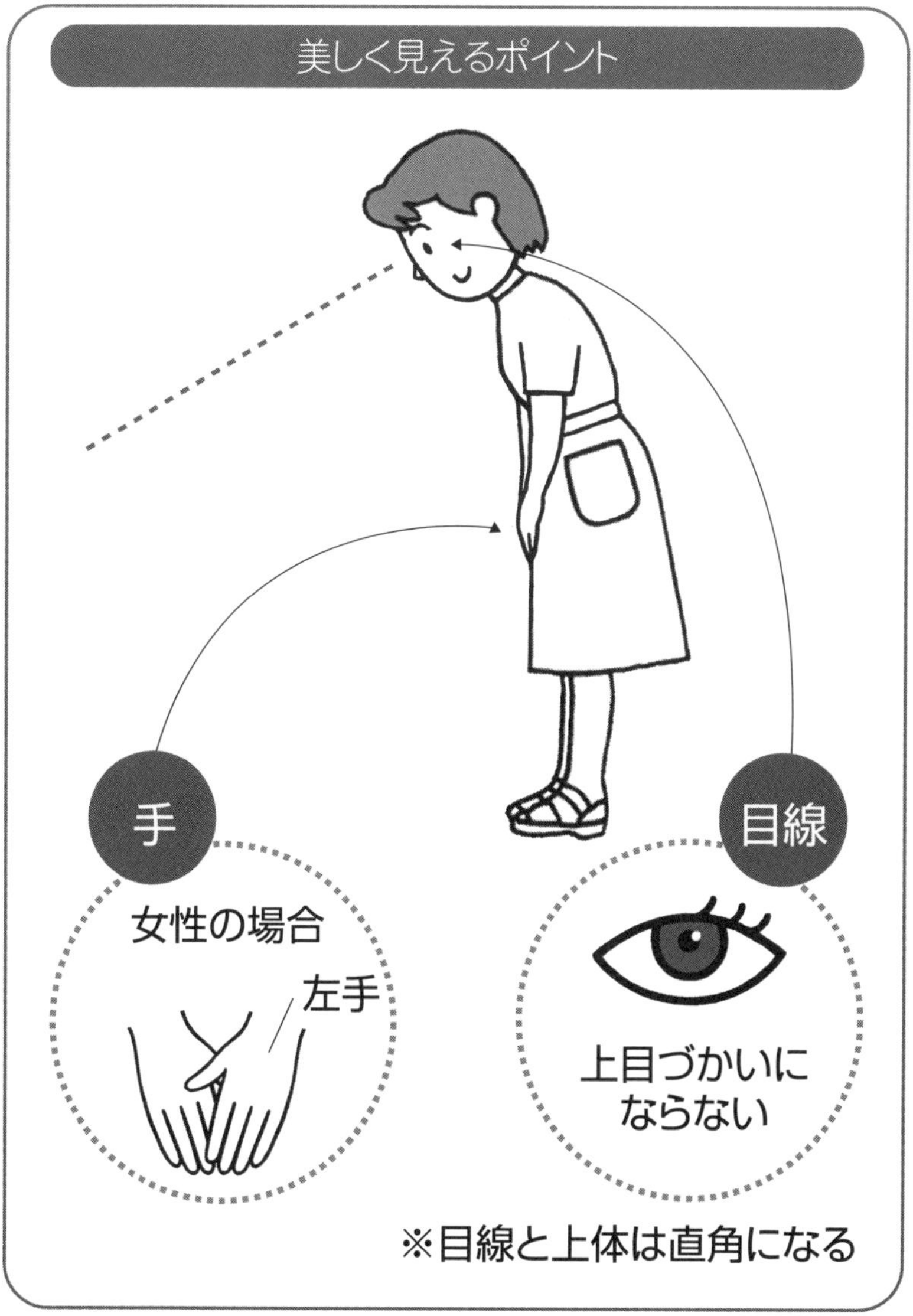
美しく見えるポイント
手
女性の場合
左手
目線
上目づかいにならない
※目線と上体は直角になる

12 看護現場でもっと積極的に使いたい挨拶の言葉

挨拶の言葉には、いろいろと使う場所によって違っています。次の一覧表は、病院の中でぜひとも使ってほしい「挨拶の言葉」です。

そして、忘れてならないのは、**病院内で働く皆さん同士でも、挨拶を欠かさないよう、習慣づけること**です。

日常の業務が忙しいと、つい用件だけの会話になりがちです。特に職員同士のコミュニケーションを円滑にするためにも、一言挨拶の言葉を掛けてください。忙しくてほんのわずかな時間でも惜しいと、思っているかもしれませんが、この一言がないばかりに相手に対して「あの人は、自分の用件ばかり押しつけて」と不快なイメージが残ると業務に支障が出るかもしれません。

また、患者さんには、「昨夜は良く眠れましたか」「ご気分はいかがですか」といった看護に必要なことだけでなく「おはようございます」などの挨拶の言葉を掛けてください。病院の日常生活の一部であることに、変わりはありません。良いタイミングと場所で挨拶の言葉を掛けて、スムーズなコミュニケーションを図りましょう。

病院でよく使う挨拶一覧表

言葉	時間・場所	状況
おはようございます		患者さんやお見舞いの 方などすれ違う場合
こんにちは		
こんばんは		
どうなさいましたか どうしましたか	ロビー・廊下 などで	何か困っている ような時
お待たせいたしました お大事に	受付や窓口で 待合室で 診察室で 会計など	待ち時間が長かった時 相手が帰る時
失礼します	診察室や 病室へ入る時	入る前に 声掛けをする
すみませんが 申し訳ございません 恐れ入りますが 恐縮ですが		何かをお願い またはお断りする時
お疲れ様でした	検査終了後 帰宅時	

13 患者さんとの話し方のポイント「感じの良さ」

普段病院の中でよく患者さんに声を掛けていると思いますが、このような場面を経験したことはありませんか。廊下の椅子に腰掛けている患者さんの一人に向かって「あんた、名前なんっていったけ。普通食でよかったよね」声を掛けた患者さんは、年配の男性の方でした。日常の社会生活の中であれば、同じような年配の方にこのような対応をしたら非常識だと怒られるのが普通です。看護師の話し方は、その看護師が白衣を着ているということから一部の患者さんに許されているにすぎません。

患者さんに親しみを感じさせるために良い意味で言葉を崩すのは一つの意識的な工夫ですが、崩してはいけない患者さんには、きちんと整った話し方を心がけるのは当然です。白衣を着ていることで許される部分に甘えていると、いつのまにか乱暴でぞんざいな話し方が当たり前になります。

患者さんへの話し方は、患者さんに応じて適切に話す表現の幅を持つことが必要です。話し方の幅を持つためにも、何よりも社会的に基本になることをしっかりと身につける必要があります。

言葉づかいの最大のキーワードは「感じの良さ」です。明るい声で、はきはきと、正確な言葉づかいを身につけましょう。言葉づかいは、あなたの知性や、品位の程度をそのまま反映します。

「知性のない人」「品位のない人」という印象を与えないように、「明るく」「感じのよい」言葉づかいを心がけてください。

■ポイント
①明るい声
②はきはき
③正確な言葉づかい

14 できるナースの敬語の使い方

病棟の待合室にいると病室から看護師と患者さんの会話が聞こえてきました。

「○○さん今日は、調子がいい？」

「そうですね。大丈夫ですよ」

「では、お熱を計りましょうね」

声だけしか聞こえてきませんが、どうやら患者さんはご年配の方のようです。患者さんと敬語を使ったきちんとした言葉づかいができていないと皆さんはすでにおわかりだと思います。

仕事をスムーズに進め、良い人間関係を築いていくうえで、敬語は避けては通れません。

「そういえば、敬語についてきちんと学んだことがないかも…」とか、入職時に簡単に説明をされただけという人は意外に多いものです。

最近では、看護の場面や診察場面での、医師や看護師の言葉づかいについて投書などで苦情が入っているようです。

上手な言葉づかいができるということは、敬語が使えるということです。敬語は、相手に対して「敬意表現を使う」ということであり、「相手の人格や立場を尊重する」、つまり「自分を

「知る」ということです。敬意表現をうまく使える人は、人間関係をしっかりわきまえている人なのです。

2007年2月に文化庁の調査審議機関である文化審議会が、「敬語の方針」という答申を出しました。その中には、これまで、尊敬語、謙譲語、丁寧語の3種類だった敬語を、新たに5種類に分類する、「尊敬語」「謙譲語Ⅰ」「謙譲語Ⅱ（丁重語）」「丁寧語」「美化語」とする新しい指針が掲載されていますが、まだまだ一般化されていませんので、以前からある3種類の分類で説明します。

敬語には、丁寧語、尊敬語、謙譲語の3種類があります。それぞれの相手に対して、使い分けをします。それでは、敬語の種類と使い方を説明します。

①丁寧語

相手に対して敬意をあらわし、丁寧な言葉を使います。

使い方：「〜です」「〜ます」、頭に「お」「ご」をつける。

②尊敬語

目上の人やお客様に対して、尊敬をあらわす言葉を使います。

使い方：「〜れる」「〜られる」「お〜なる」

→「お身体」「ご出席」「来られる」など。

例としては、

相手の動作や状態を高める場合……お話しになる、いらっしゃる、召し上がる…など

相手や第三者を高める場合……○○さま、○○さん、○○部長、○○先生…など

相手側に近い人や会社、所有物を高める場合……ご家族、ご親戚、お荷物、お手紙…など

相手の性質や状態を高める場合……お詳しい、ご立派、ご心配、お忙しい…など

③謙譲語

自分に関係のある物事について、相手に対して、**へり下る言葉**を使います。

使い方：「お〜する」「お〜いたす」「〜させていただく」

↓「いただく」「頂戴する」

自分の動作を低める場合……お届けする、拝見する、伺う、お教えいただく

自分そのものを低める場合……わたくしども、小生

自分の会社や学校、所有物を低める場合……弊社、小社、弊校、粗茶、粗品

15 つい使ってしまいがちな敬語の間違いをチェック

◉誤った敬語の使い方

①病院内で電話をかけて事務長の在籍を確認する場合

「○○事務長はおられますか」（誤）

②外来の受付で患者さんの確認をする場合

「○○さんは参られますか」（誤）

③ナースステーションで上司に書類を見てもらう場合

「○○課長、こちらを拝見してください」（誤）

④病棟で患者さんに食事の確認をする場合

「昼食は、いただかれましたか」（誤）

⑤外来の受付で患者さんの言ったことを確認する場合

「恐れ入りますが、今○○様が申していたのは、こちらの書類のことでしょうか」（誤）

以上の表現は、尊敬語を使うべきところで、謙譲語を使っています。

■正しい敬語の使い方

①「○○事務長はいらっしゃいますか」(正)

②「○○さんはいらっしゃいますか」(正)

③「○○課長、こちらをご覧ください」(正)

④「昼食は、召し上がりましたか」(正)

⑤「恐れ入りますが、今○○様がおっしゃったのは、こちらの書類のことでしょうか」(正)

となります。

丁寧語：例文

普通の言い方	丁寧な言い方
わかりました	科長への伝言ですね。かしこまりました。 こちらで発注してもよろしいのですね。 承知致しました。
あります・ありません	自動再来受付機はこちらにございます。 申し訳ございません。
できません	申し訳ございませんが私にはできかねます。 その質問にはお答えいたしかねます。
いいですか	こちらでお待ちいただいてもよろしいですか。
聞いています	その件でしたら伺っております。
どうしますか	次回の予約はどうなさいますか。
どうですか	お体の具合はいかがでしょうか。
そうです	さようです。さようでございます。
すみません	私の申し送り不足です。申し訳ありません。（申し訳ございません）
誰ですか	失礼ですがどなた様でいらっしゃいますか。

尊敬語と謙譲語：例文

言葉	尊敬語	謙譲語
見る	こちらをご覧になってください。	拝見いたします。
言う	そのようなことはおっしゃらないでください。	私から申し上げます。
聞く	こちらの件につきましては受付でお聞きいただけますか?	その件について伺ってもよろしいでしょうか その件は私が承ります。
する	こちらの用紙に記入なさってください。	そのようなことは私がいたします。
いる	そちらにいらっしゃるのは○○さんではございませんか。	私がおります。
来る	本日○○様がお見えになります。	私が参ります。
行く	明日はどちらへいらっしゃるのですか?	本日、部下の○○が伺いますのでよろしくお願いいたします。
食べる	昼食は召し上がりましたか。	私はいただきました。
逢う	これからお会いできますか?	お目にかかれて光栄です。
やる	申込用紙にご記入くださいますか?	よろしければ差し上げます。
もらう		頂戴してもよろしいのですか。

16 気をつけたい敬語の使い方

敬語を使いこなすには、いくつか注意する点があります。「丁寧に」を意識しすぎて起こってしまう間違いについて事例を紹介します。

◉二重敬語とは

隣の窓口では、患者さんから電話での問合せがあったようです。

【事例……誤った敬語の使い方】

患者さん「すみません。○○と申しますが、○○について検査をしてほしいのですが可能ですか」

職　員「お問合せありがとうございます。○○様がおっしゃられた検査ですね。はい、健康管理センターで実施いたしております。お申込みなさいますか」

患者さん「いいえ、まだ仕事のスケジュール調整ができておりませんので改めて、連絡します。ありがとうございました」

事例は、丁寧に話しているつもりでも二重敬語の表現になっています。

たとえば、「おっしゃられる」という表現は、よく耳にしますが、間違った言い方です。「言う」という一つの単語に対して、「おっしゃる」と「られる」という二つの尊敬語で表現しています。「おいでになられる」や「ご覧になられる」も二重敬語です。

事例の正しい表現方法は、次の通りです。

患者さん「すみません。○○と申しますが、○○について検査をしてほしいのですが可能ですか」

職　員「お問合せありがとうございます。○○様がおっしゃった検査ですね。はい、健康管理センターで実施いたしております。お申込みなさいますか」

患者さん「いえ、まだ仕事のスケジュール調整ができておりませんので改めて、連絡します。ありがとうございました」

17 知性がモロに出てしまう身内の敬語の使い方に注意

私が仕事関係の電話をしていてよく耳にするのが、「○○さんは外出していらっしゃいます」という言い方です。

外部の人に対して話す場合、身内に敬語を使うのは間違っています。

たとえば、患者さんに対して「○○先生が、ぜひお話したいとおっしゃっていますので、ご都合の良い時間を教えていただけますか」などと身内の先生に対して敬語の使うのは間違った表現です。

病院内には、様々な役職があります。適切な呼び方ができるよう意識しましょう。

敬語は、日常業務の中で毎日使っているとブラッシュアップします。最初は、上手に使えないかもしれませんが、お互いのコミュニケーションをスムーズにするための大事なツールです。

身内の敬語の使い方

	院内 ➡ 院内	院内 ➡ 院外
医師を呼ぶ場合	○○医師	医師の○○は
役職者の課長を呼ぶ場合	○○課長	課長の○○は
院長を呼ぶ場合	○○院長	院長の○○は
同僚を呼ぶ場合	○○さん	○○(呼び捨て)

18 できるナースの好感を持たれる言葉づかいに学ぼう！

患者さんに看護や治療のために必要なことをわかってもらうのは、なかなか難しいものです。ましてや患者さんに何かを依頼したり、意にそぐわないことを伝えなければいけない場面は日常的に起こってきます。

ちょっとしたしぐさや言葉の使い方によって、誤解をされた経験はありませんか？「そんなつもりはないのに」「私はただこう言いたかっただけなのに…」。あなたの誠意が患者さんにきちんと伝わらないばかりか、逆にマイナスイメージを持たれてしまうようなケースがあります。

患者さんとの会話の中で活かせる言葉づかいを紹介します。

◉好感を持たれるクッション言葉

職務上どうしても患者さんに対して、言いにくいことを言わなければならない場面があります。そのような場面に利用できる言葉として「クッション言葉」があります。

「クッション言葉」とは言いにくいことを言う時に頭につける、ワンクッション置くための言葉のことを言います。

「～してください」や「できません」という言葉を、もう少し柔らかく丁寧に伝えるための言葉です。相手に何かをお願いする時や断る時などに上手に活用すれば、言いにくいことも伝えやすくなります。

■クッション言葉を使った患者さんとの会話例

- 誠に恐縮ですが、本日の診療は終了いたしました。
- 申し訳ございませんが、もう少々お待ちいただけますか。
- あいにく、○○○○はただ今席を外しております。○○は、ただいま席を外しております。
- 失礼ですが、お名前をうかがってもよろしいでしょうか。
- お手数ですが、こちらの用紙にご記入いただけますか。
- おさしつかえなければ、私（わたくし）がご用件を承ります。

好感を持たれるクッション言葉の例

- 恐れ入りますが
- せっかくですが
- 残念ながら
- お手数ですが
- おさしつかえなければ
- 失礼ですが
- いつもお世話になっております
- 申し訳ありませんが
- よろしければ
- ご面倒ですが
- お忙しいにもかかわらず

19 機嫌を損ねず上手にお願いしたい場合の言葉づかい

◉【命令形を丁寧にしたい場合】

診察室に入る前に患者さんに問診表の記入を依頼したり、体重計までの移動をお願いしたりと患者さんに依頼する時、

「問診表を記入してください」

「体重計に移動してください」

と命令形で話していませんか。

午前中の外来での看護師さんはとても多忙ですので、つい事務的に患者さんにこのような言葉掛けをしていると、患者さんは不快な気持ちになります。患者さんに快く引き受けてもらうためには、命令形の言葉を丁寧な形にする必要があります。

「～してください」ではなく、「～していただけませんか？」のように「お願い」して「質問」にします。

◉命令形を丁寧にする言葉づかいの例

・こちらの問診表にお書きください。
↓お手数ですが、こちらの問診表にご記入をお願いいたします。
↓お手数ですが、こちらの問診表にご記入ください。

・少々お待ちください。
↓恐れ入りますが、少々お待ちくださいませ。
↓恐れ入りますが、少々お待ちいただけますか？

・ご連絡先を教えてください。
↓差し支えなければ、ご連絡先を教えていただけますでしょうか。

20 人を喜ばせる話法【マイナスの意味をプラスに変える話し方】

◉人は後から言われた〝長所〟が印象に残る

人は、先に言われた短所よりも、後から言われた長所のほうにインパクトを感じるものです。たとえば、「あの人はとても誠実ですが、無愛想です」「あの人は無愛想ですが、とても誠実です」という2つの言い方を比較すると、前者の言い方よりも後者のほうが「あの人」の印象が良く聞こえるのはそのためです。

これは「マイナス→プラス話法」と呼ばれるものです。ものごとを評する言葉を反対に入れ替えただけで、聞いた人の印象が大きく変わります。

■「マイナス→プラス話法」の例

「○○さんは口は悪いけど、やさしい方ですね」

「この食事ですが見かけは良くないですが、味はおいしいです」

21 否定する時も「NO」を上手に伝える

患者さんの中には、無理難題をおっしゃる方もいます。不本意ながら要望にお応えできない場合は、はっきりとその旨をお伝えする必要があります。ただし、単に「NO」と言うだけではなく、否定語を肯定的に表現すれば患者さんに好印象を与えることができます。

たとえば、緊急性のない状態で患者さんの希望日に検査の予約をお断りしなければならない場合に、「その日はダメです」と言うだけでなく「**○日はすでに他のご予約が入ってしまっているのですが、□日ならお受けできます**」と別の選択肢を用意すれば、あなたの誠意もきちんと伝えられます。

■病院内で携帯電話を使用している人に対しての上手な注意の促し方：例

「恐れ入りますが、周辺の患者さんへのご迷惑になりますので、携帯電話の使用はご遠慮いただけないでしょうか」

「誠に申し訳ございません。病院内での携帯電話はご利用いただけませんので、電源はお切りいただけないでしょうか」

22 あいまいな表現はトラブルのもとになる！

◉トラブルを生むあいまい表現！

外来の診療窓口で次のような会話が聞こえてきました。

「もうすぐお呼びします」

「いつものところです」

このような表現は、患者さんにとってはとても不親切です。もうすぐという言葉には、人それぞれのもうすぐがあります。ある患者さんでは、10分と思っていますし、待たされていることに慣れている患者さんは1時間と思っているかもしれません。

「もうすぐ」というあいまいな表現は、トラブルのもとになります。きちんと時間を伝える努力をしてください。

23 聞き苦しい「コンビニ言葉」に要注意！

会計の窓口から、患者さんと職員の会話が聞こえてきました。

【事例】
患者さん「はい」
職　員「1030円ちょうどからお預かりいたします」
職　員「こちらが領収書のほうになります。どうぞお大事になさってください」
患者さん「はい、ありがとう」

右の言葉づかいは、最近よくある「コンビニ言葉」です。

「こちらが～になります」「～のほうをお持ちしました」「○万円からお預かりします」「ポテトのほうはよろしかったでしょうか？」という言葉を耳にしたことがあると思います。コンビニエンスストアでアルバイトをする人たちに、接客用に覚えさせた言葉がコンビニ言葉というそうです。

当たり前のように仕事中に使っていると気づいたらすぐ訂正をします。
事例についての正しい表現は次の通りです。

患者さん「はい」
職　員「1030円お預かりいたします」
職　員「こちらが領収書ですので、お受け取りください。どうぞお大事になさってください」
患者さん「はい、ありがとう」

24 なぜ病院の電話応対はプロでなければならないのか？

◉患者さんからの問い合わせ電話応対が事務的になっていませんか？

私の会社からは、病院の総合受付を担当する女性を出向させています。その担当している女性から毎日報告書が届くのですが、その中に患者さんから電話での応対に関するお叱りの内容が記載されていることがあります。

内容を確認すると、自宅から病院に、開始時間や医師の診察日を問い合わせしたうえで来院してみると、伝えられていた内容と違っていたとのことでした。おまけに応対に出た職員が事務的で冷たい感じがしたとのことで、ぜひ改善してほしいとの要望が記載されていました。

また、私が仕事の関係で院内の応対状況をヒアリングしてみると、職員からは「他部署に電話連絡すると部署名しか名乗らず自分の名前も言わない。取次ぎをする場合、同じ職員ではあるが感じが悪いのであの部署からの仕事はやりたくない」といった声が聞こえてきました。

電話の応対は、対面したコミュニケーションとは違い、声だけで相手との印象が決まってしまいます。電話の特徴をよく理解して、感じの良い電話応対を心がけましょう。

25 あなたの電話応対がそのまま病院全体の印象になってしまう怖さ【電話の特徴】

仕事をしているとどうしても、電話を取る機会が多くなります。ぜひ、上手に電話でのやりとりをしてほしいと思います。

電話の特徴について説明します。

1. 相手の顔が見えません。
2. 早く簡単にコミュニケーションがとれます。
3. 訪問しなくてもいいので安いコストでコミュニケーションがとれます。
4. 記録性がありません。↓メモを取る

双方の顔が見えないのであなたの電話応対のみで、病院全体に対する印象とイメージが決まってしまいます。

また、記録性がないので、メモを取らないと忘れてしまいます。

想像力を働かせると電話応対がグンと上達する

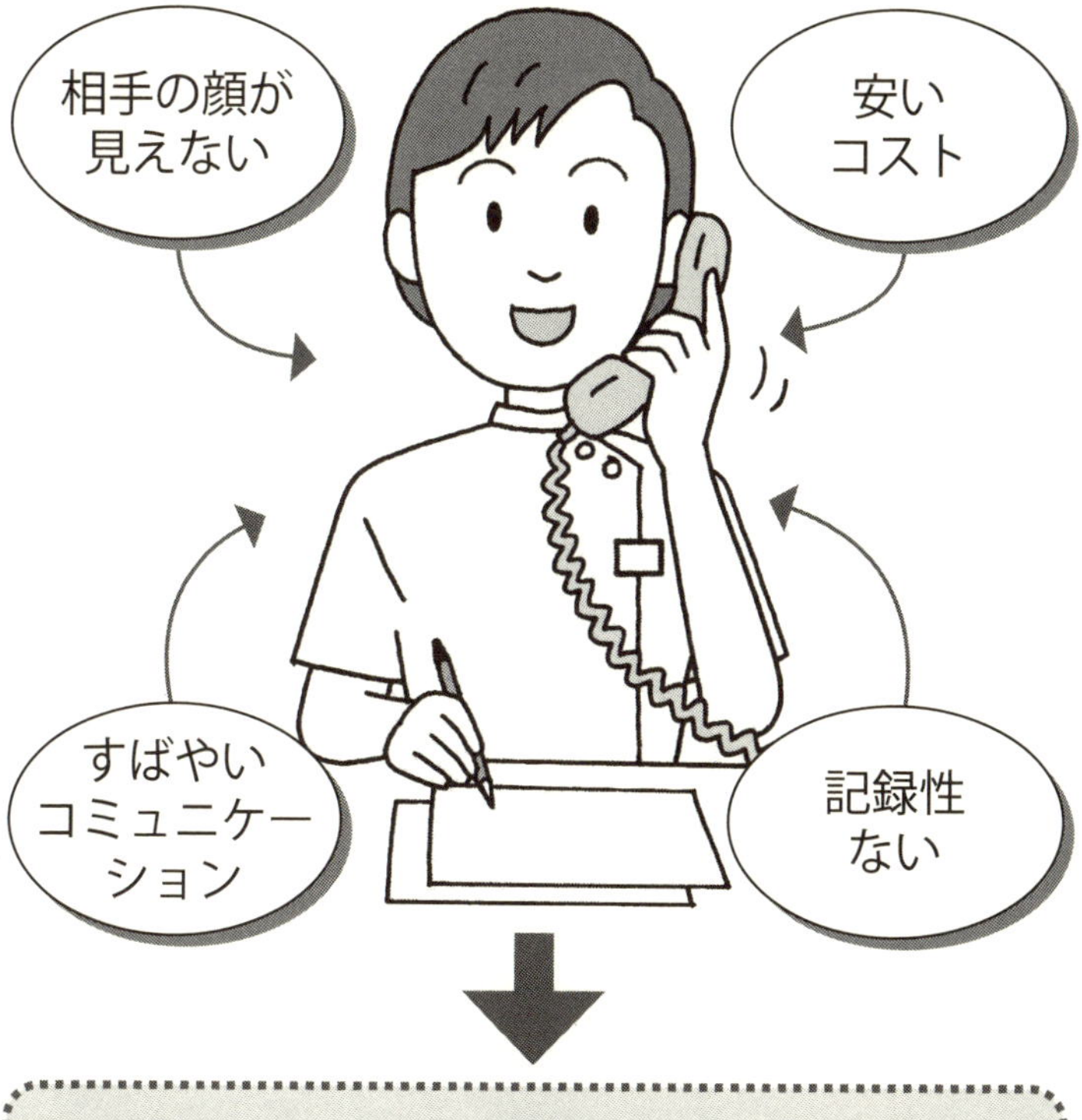
相手の顔が見えない
安いコスト
すばやいコミュニケーション
記録性ない

●顔が見えないため、相手の声のニュアンスを聞き分け、言いたいことをすばやくキャッチする
●相手が何を求めているか、特にクレームは問題点を早くつかんで、責任者などに伝える仕組みを作る

26 電話応対が見違えるほど上達する5つの基本ルール【電話応対マニュアル】

電話をかけた時、聞こえてくる声が明るくハキハキと、しかも丁寧な応対をされると、さわやかな気分になったことを、皆さん経験したことがありませんか。電話応対のポイントを確認して、電話上手になりましょう。5つのポイントを挙げますので実行しましょう。

①正しい言葉づかい

丁寧で、わかりやすい表現や単語を使いましょう。

②対面会話の気持ち

電話越しの会話に「見えていないから」と気を抜かないようにしましょう。

③話の適度な速さと声の高さ

適度な速さと落着いた声のトーンで、聞き取りやすく話しましょう。

④語調

対面していないため、言葉の調子で判断されます。語調一つで、相手に誠意が伝わります。

⑤簡潔に

かけ手の費用を考えましょう。

好印象を与える電話応対のヒミツ

Point 1 正しい言葉づかい

Point 2 見えないからこそ気をつかう!

Point 3 相手にきちんと伝わるような速さ、声の高さに注意

Point 4 言葉の調子に注意!

Point 5 簡潔に！　手短かに！

↓

相手に好感を持たれるということは、良好な人間関係を作るための鉄則!!

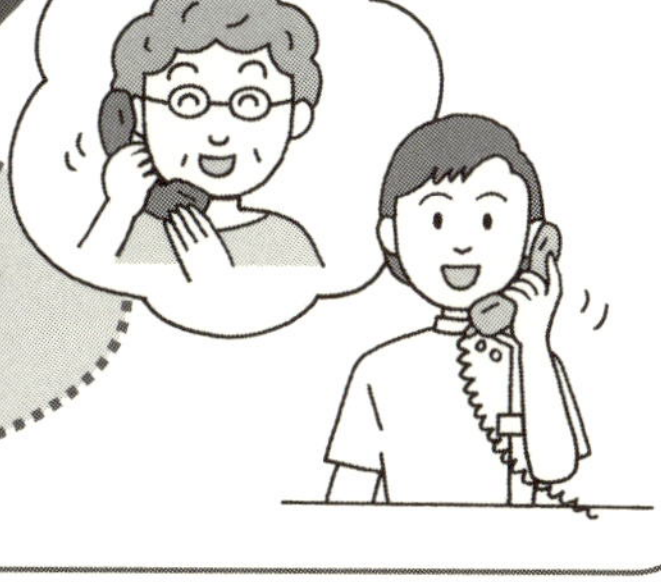

27 電話の受け方マニュアル

受け方の手順は、次の通りです。

①スリーコールまでにとるようにしましょう。（待たせない）

②第一声が大切です。明るく挨拶しましょう。

（時間により挨拶は異なります）

③自分の所属・氏名を名乗りましょう。

④電話を受けた際に役職名に「さん」付けはやめましょう。

×ＮＧ　「社長さん～」「部長さん～」

⑤待たせたら、「大変お待たせいたしました」と言いましょう。

⑥受話器の向こうにいる相手の状況を察知して対応しましょう。

⑦相づちを入れましょう。（はい等）

⑧用件をお伺いしたら、必ずメモをしましょう。

（５Ｗ２Ｈ）Ｗｈｅｎ・Ｗｈｅｒｅ・Ｗｈｏ・Ｗｈａｔ・Ｗｈｙ・Ｈｏｗ　ｍｕｃｈ／Ｈｏｗ　ｍａｎｙ

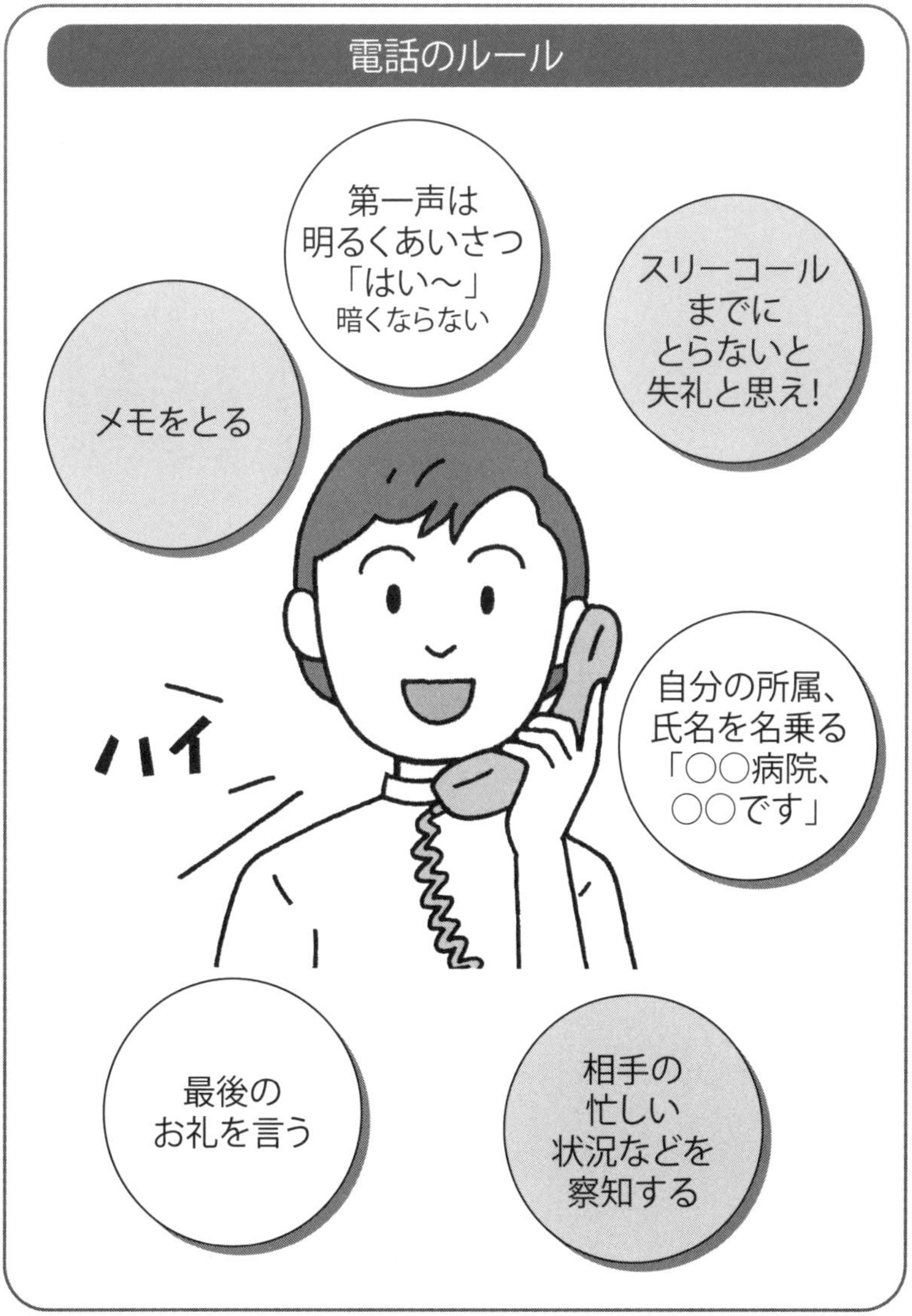
電話のルール
第一声は
明るくあいさつ
「はい〜」
暗くならない
スリーコール
までに
とらないと
失礼と思え!
メモをとる
ハイ
自分の所属、
氏名を名乗る
「○○病院、
○○です」
最後の
お礼を言う
相手の
忙しい
状況などを
察知する

⑨メモを復唱しましょう。
「もう一度確認させてください。（復唱する）」
⑩最後のお礼の挨拶をしましょう。
「お忙しいところありがとうございました。失礼いたします」
⑪かけ手が電話を切ったことを確認してから、受け手は電話を切りましょう。
（ただし、相手が自分より目上・上司の場合は、自分がかけ手でも後に切るほうが望ましい）

28 電話のかけ方マニュアル

かけ方の手順は、次のとおりです。

①かけたい相手先の電話番号、名前、会社名、所属などを、予め確認しておきましょう。
②電話をかける前に、何を話すのかをまとめておきましょう。
③用件を書き留めるメモと筆記用具を用意しましょう。
④相手が出たら自分の所属・名前を名乗りましょう。

・聞き取りにくい時
「申し訳ございません。お電話が少し遠いのですが」
・間違い電話がかかってきた時
かけた時「失礼いたしました。間違っておかけいたしました」
取った時「こちらは○○です。失礼ですが、何番におかけですか」

29 ロールプレイングで覚えるとっさの対応法【場面別・電話応対法】

①電話の声が聞き取りにくい時
↓「申し訳ございません。お電話が遠いようですが」

②電話が途中で切れた時
こちらからかけ直しをする。
↓「ただいま、電話が切れてしまいまして大変失礼いたしました」

③同姓のものが社内にいる場合
↓「申し訳ございません。〇〇は2名おりまして、下の名前はおわかりでしょうか」

④先方が名乗らない時
↓「恐れ入りますが、お名前を伺ってよろしいでしょうか」

⑤間違い電話をかけた時

↓「失礼いたしました。間違っておかけしました」

⑥間違い電話を受けた時

↓「こちら○○番でございます。失礼ですが、何番におかけでしょうか」

電話の応対は、相手に顔が見えない状況であることを認識していないと業務が多忙になってしまうとついおろそかになりがちです。

もう一度日常業務の中で振り返ってください。

電話のマナー

自分が間違えた場合

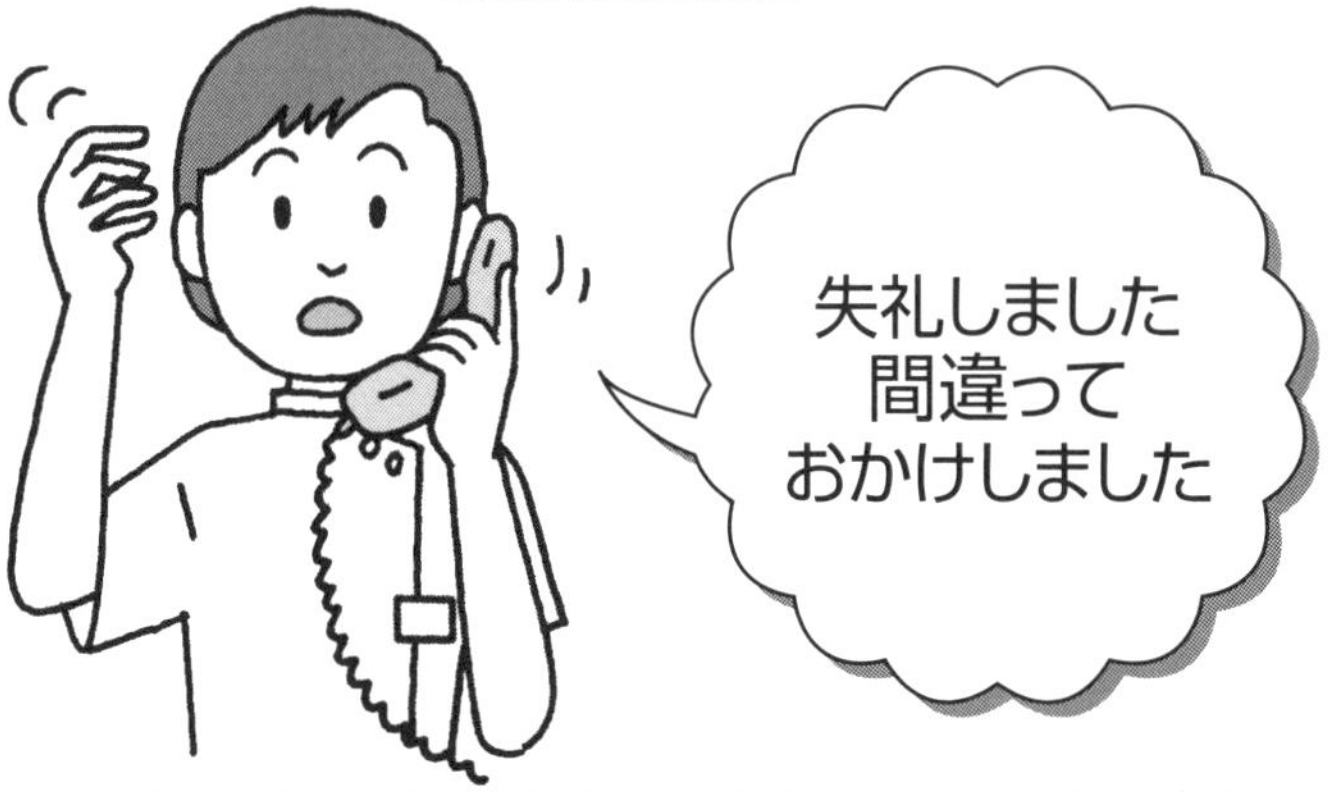
失礼しました
間違って
おかけしました

先方が間違えている場合

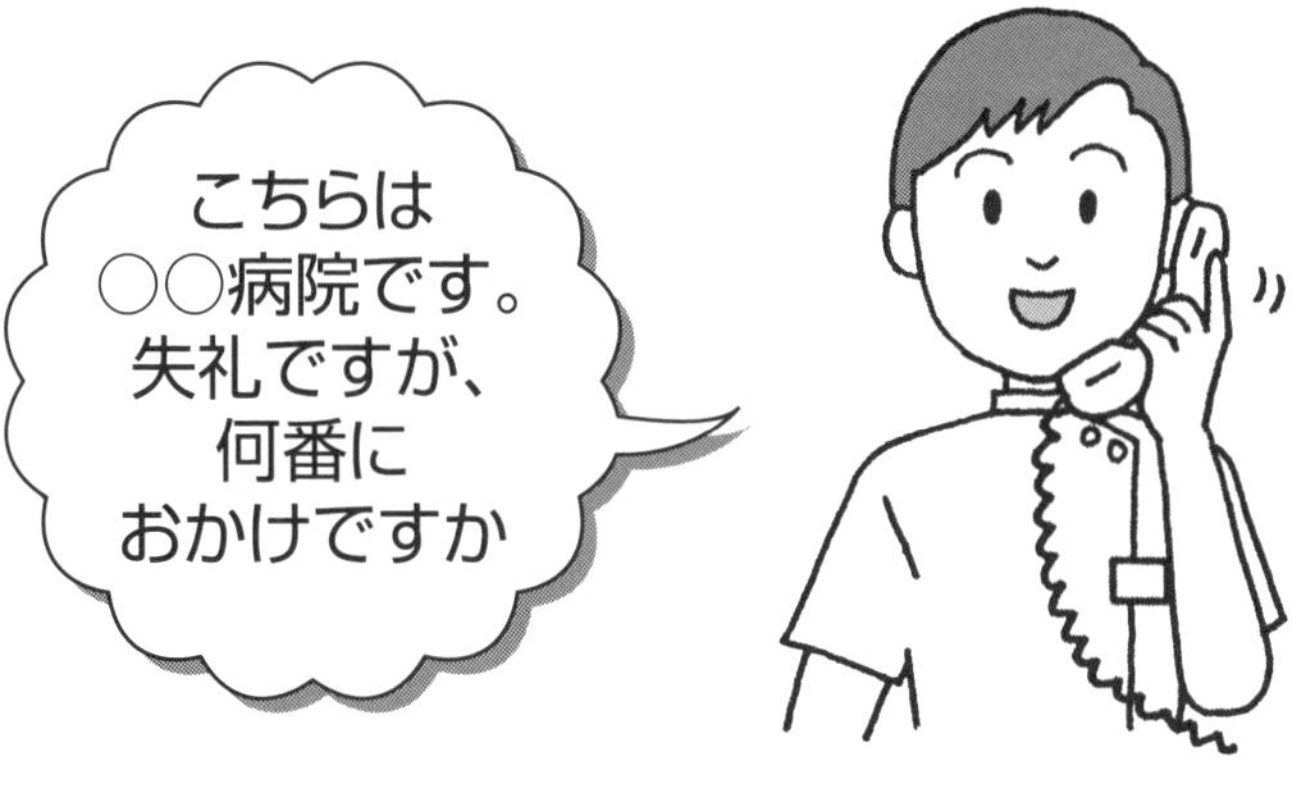
こちらは
○○病院です。
失礼ですが、
何番に
おかけですか

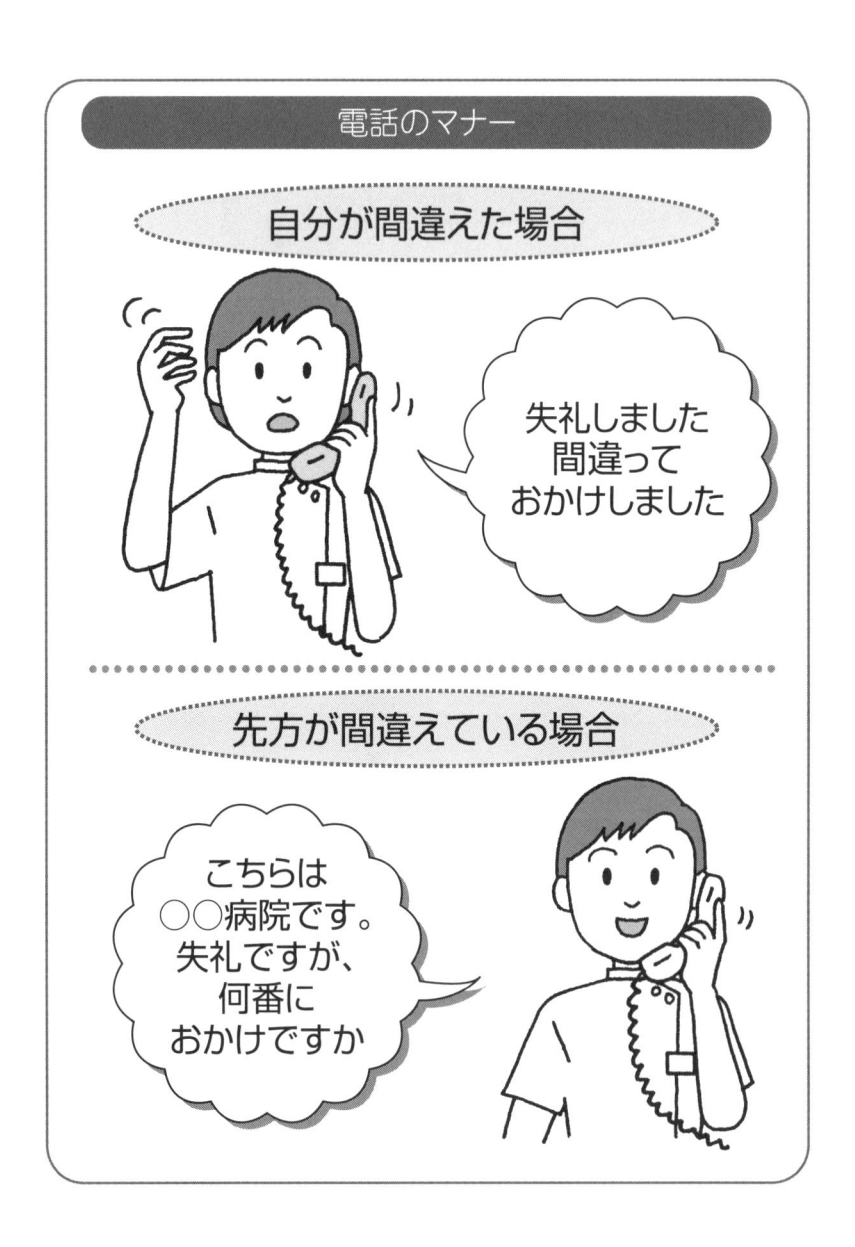

ロールプレイング・電話の受け方

かけ手	取り次ぐ時	職員
		電話の呼出音が鳴る。 受話器を取ったら明るく元気に名乗る。 「おはようございます。(はい) ○○○病院○○でございます」
「私、ABC商事の佐藤と申します。 いつもお世話になっております」		
		相手を確認する。 「(こちらこそ) いつもお世話になっております。ABC商事の佐藤様でいらっしゃいますね」
「恐れいりますが、内科の△△先生はいらっしゃいますか?」		
		名指人を確認する。 「内科の△△でございますね。 少々お待ちください(ませ)」
		名指人に取り次ぐ。 「△△さん、ABC商事の佐藤様からお電話です。(おつなぎしてもよろしいでしょうか?)」

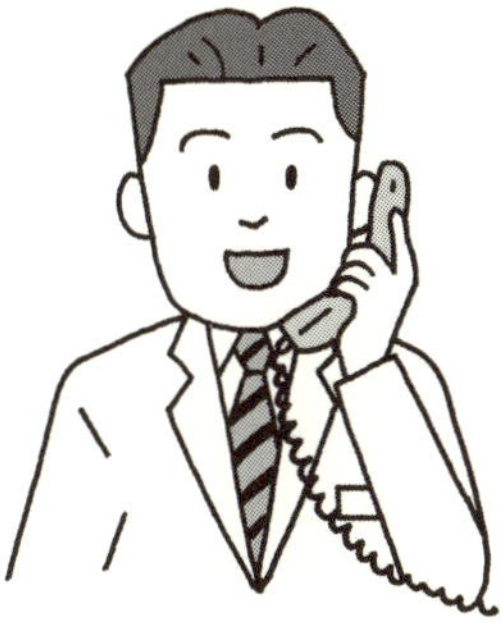

ロールプレイング・電話のかけ方

職員	かける時	受け手
受話器を取る前に内容を確認		
		「おはようございます。(はい)　ABC商事□□課の○○でございます」
相手が出たら名乗り、挨拶をする。 「私、○○○○病院の佐藤と申します。いつもお世話になっております」		
		「○○○○病院の佐藤様でいらっしゃいますね。いつもお世話になっております」
取り次ぎを頼む。 「恐れ入りますが、○○課の△△様は　いらっしゃいますか?」		
		「○○課の△△でございますね。　少々お待ちください(ませ)」

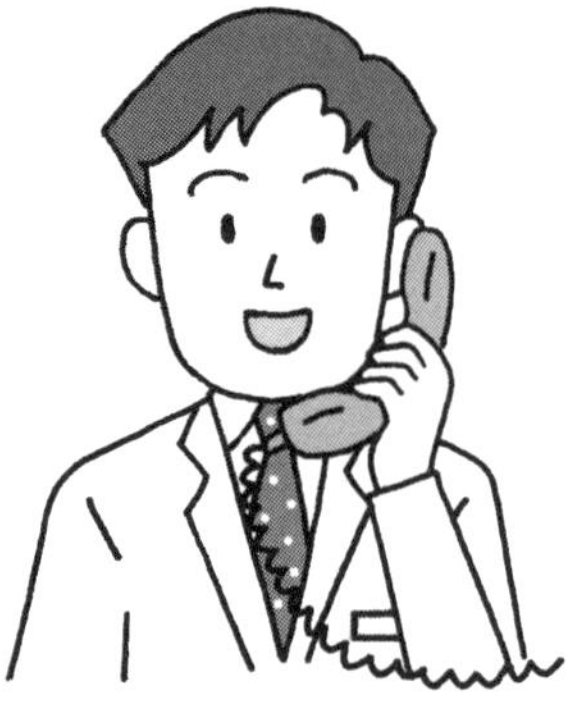

ロールプレイング・院内間の電話

基本パターン

職員	職員
受話器を取る前に内容を確認	
	電話の呼出音が鳴る。
	受話器を取ったら明るく元気に名乗る。 「おはようございます。(はい) ○○課の○○でございます」
相手が出たら名乗り、挨拶をする。 「おはようございます。 ○○課の○○と申します」	
	相手を確認する。 「○○課の○○さんですね」
取り次ぎを頼む。 「恐れ入りますが、高橋様はいらっしゃいますか?」	
	名指人に取り次ぐ。 「高橋ですね。 少々お待ちください（ませ）」

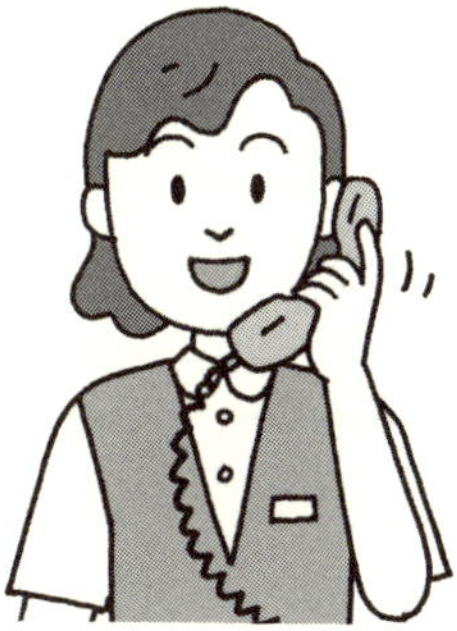

ロールプレイング・名指人不在の場合

かけ手	折返し電話をする時	受け手

取り次ぎを頼む。
「恐れ入りますが、○○部の○○様はいらっしゃいますか？」

電話に出られない理由を伝える。
「○○部の○○でございますね。申し訳ございません。○○はただ今外出しておりまして、○時頃戻る予定になっております。よろしければ、こちらから折り返しお電話いたしましょうか？」

伝言を依頼する。
「それでは、お願いいたします」

相手の電話番号を確認する。
「恐れ入りますが、念のため電話番号をお聞かせ願えますか？」

電話番号を伝える。
「○○○○−○○○○でございます」

復唱し、確認する。
「それではくり返させていただきます。
○○○○−○○○○、○○会社の○○様でいらっしゃいますね。私、○○と申しますが、○○が戻りましたら確かに申し伝えます」
〔メモ〕

終わりの挨拶をする。
「よろしくお願いいたします」

「失礼いたします」

受話器を置く。

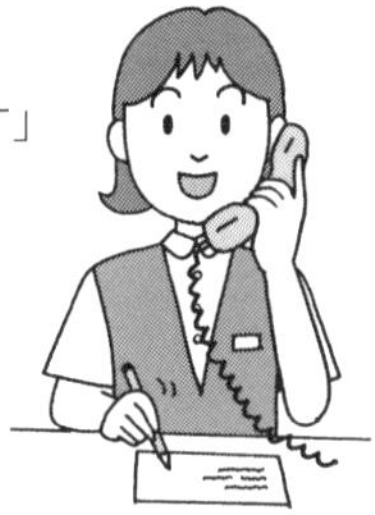

終わりの挨拶をする。
「よろしくお願いいたします」

「失礼いたします」

相手が切ったら、静かに受話器を置く。

伝言する。

ロールプレイング・名指人不在の場合

かけ手	代わりに用件を聞く時	受け手

取り次ぎを頼む。
「恐れ入りますが、○○部の○○様はいらっしゃいますか？」

電話に出られない理由を伝える。
「○○部の○○でございますね。申し訳ございません。○○はただ今外出しておりまして、○時頃戻る予定になっております。私○○と申します。よろしければ、ご用件を承りますが･･･」

伝言を依頼する。
「それでは、○○の件について･･･」

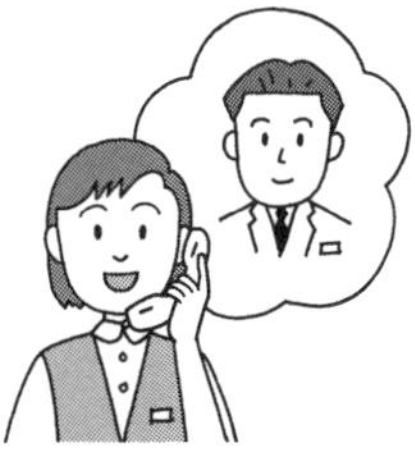

内容を復唱する。
「かしこまりました。それではくり返させていただきます。････ということでございますね」
〔メモ　5W2H〕
「○○が戻りましたら、確かに申し伝えます」

終わりの挨拶をする。
「よろしくお願いいたします」

終わりの挨拶をする。
「よろしくお願いいたします」

「失礼いたします」

「失礼いたします」

受話器を置く。

相手が切ったら、静かに受話器を置く。

伝言する。

電話応対チェックリスト

項目	チェック	質問
受け側		ベルがなったら、すぐ出ていますか
		ハキハキと話していますか
		挨拶を忘れていませんか
		自分の所属と名前を言いましたか
		メモと筆記用具を用意していますか
		取り次ぐ時は、相手を確認していますか
		用件は復唱していますか
		待たせる時は、その旨伝えていますか
		伝言を受けたら、自分の名前を名乗っていますか
		相手が切ってから、受話器を置いていますか
かけ側		相手が出たら、自分の名前を名乗っていますか
		取次ぎを頼んだ時、挨拶をしていますか
		受話器は静かに置いていますか
合計		←　○の数を記入してください

チェック欄:できていれば○。できていなければ×。

30 患者さま（お客さま）の案内の仕方

来院者を案内することがあります。案内などの応対は、相手に対するあなたの応対が、そのまま、病院の印象になってしまいます。

■廊下での案内

①患者さんが廊下の中央を歩くように、誘導します。
②患者さんの1、2歩斜め前方を歩くようにします。
③患者さんにぶつからない間隔を保ちます。（相手のスピードに合わせること）
④患者さんとすれ違う時は、軽く会釈をし、狭い場所では廊下を譲るようにします。

■エレベーターでの案内

①乗り込む時は、相手より先に乗ります。
②降りる時は、相手より後に降ります。
③お年よりや身障者……相手を乗せてから自分が乗り込みます。

④上下どちらに行くのか、エレベーター内から、声掛けをします。

■入室の案内

①中に誰もいないことを確認するためドアをノックします。

②押して開くドアは、自分が先に入り「どうぞ」と言ってお客さまに入ってもらう。

③外開きのドアは、ドアを開いて「どうぞ」と言ってお客さまを誘導します。

④手で応接セットの方向を示して、「こちらにおかけください。すぐに担当の者が参りますので、しばらくお待ちください」と一礼して部屋を出ます。

■各セクションの窓口から患者さんをマイク等で呼び出す時や、アナウンスをする時の方法

例）外来窓口「○○外来より患者さんをお呼び致します。○○番の方、○○番の方、△△外来までお越しください」など。

上座と下座

お客様を応接室などにご案内する場合、座っていただく位置にルールがあります。①から順にお客様や役職が高い方から座ります。

応接室

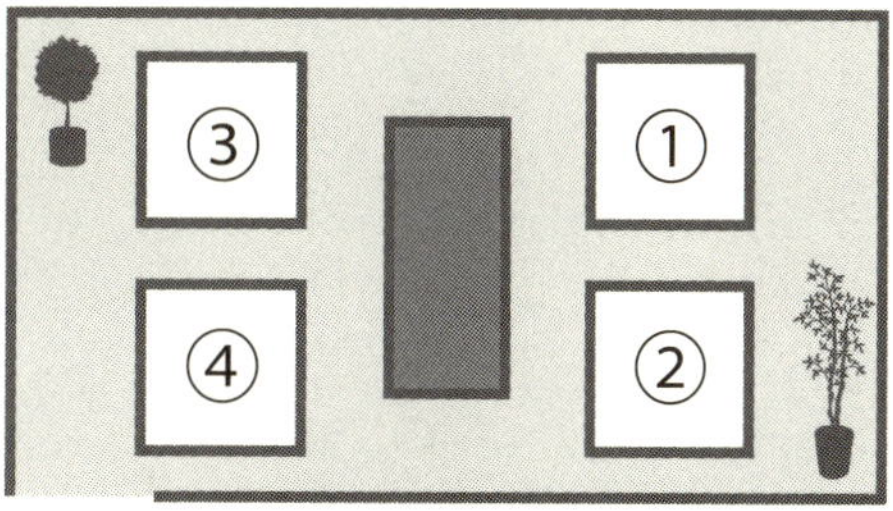

エレベーターの上座、下座

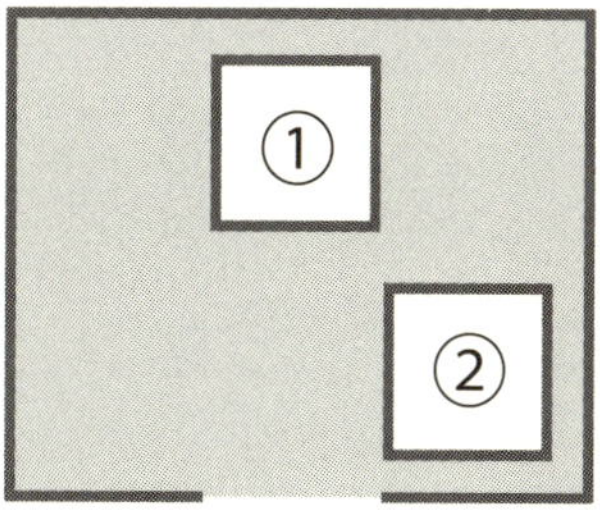

タクシー

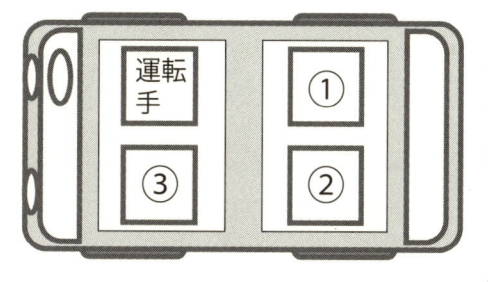

31 相手に失礼にならない名刺交換のルール

医療現場で名刺交換を行なう機会は、なかなか訪れないかもしれません。しかし、最近では、病院に訪問すると必ず名刺交換が行なわれています。診察や看護の直接の場面では、名刺交換をしないかもしれませんが、知っておくと便利です。

もちろん、ビジネスで活躍されている患者さん達は、至極当たり前のようにマナーについては知識があります。

入院・健康診断などの説明を行なう場合には、最近では担当されている看護師の方やクラークの方も名刺交換を行なう機会があるのではないでしょうか。相手に好印象を与えられるよう正しい名刺交換のマナーを紹介します。

■名刺を出す時

「名刺」は、その人の顔になります。その受け渡しには、十分注意しましょう。

①名刺はすぐに取り出せるように名刺入れを用意します。名刺が汚れていたり折れ目がついていたりすると相手に失礼になります。

②名刺交換は必ず双方共に立って行ないます。
③目下の人から先に差し出します。訪問先の場合は相手よりも先に名刺を差し出します。丁寧にお辞儀をし、会社名と名前を名乗りながら差し出します。
④複数で名刺交換を行なう場合も順番は同じです。目下の人から先に名刺を差し出します。
⑤名刺は、相手の方向に向けて、右手で名刺の右上を持ち、左手を軽く添え、取りやすい距離から胸の位置で差し出します。
⑥渡す時に「○○科の○○担当の○○でございます」などと、挨拶をします。

■名刺を受け取る時

①相手から名刺を受け取る時には両手を差し出し、まず右手で受けすぐに左手を添えます。胸のあたりで丁寧に受け取ります。この時、相手の会社名や名前に指がかからないように名刺の両角を持ちます。
②受け取ったら必ず相手の名前を確認します。読めない名前などは「失礼ですが」と一言添えてお尋ねします。
③面談中は、机の上に置きます。相手が複数の場合は相手の席順に並べておくと便利です。
④名刺入れにしまう時には、「頂戴します」と一言添えます。
⑤同時交換の場合は、名刺入れの上で受け取ります。

■名刺が足りなくなった場合

名刺交換で、相手が予想以上に大人数で名刺が足りなくなることがあった場合の対応方法ですが、本来このような事態になることは社会人としては失格です。予め枚数などはチェックしておきます。

しかし、不測の事態で名刺がなくなった場合は「申し訳ございません、名刺を切らしてしまいまして」と丁重に非礼を詫び、口頭で社名・部署・氏名を告げます。次回、お会いした時に必ず前回の非礼を詫び、名刺を渡します。

名刺交換の仕方

1 渡し方

ヨコ型名刺

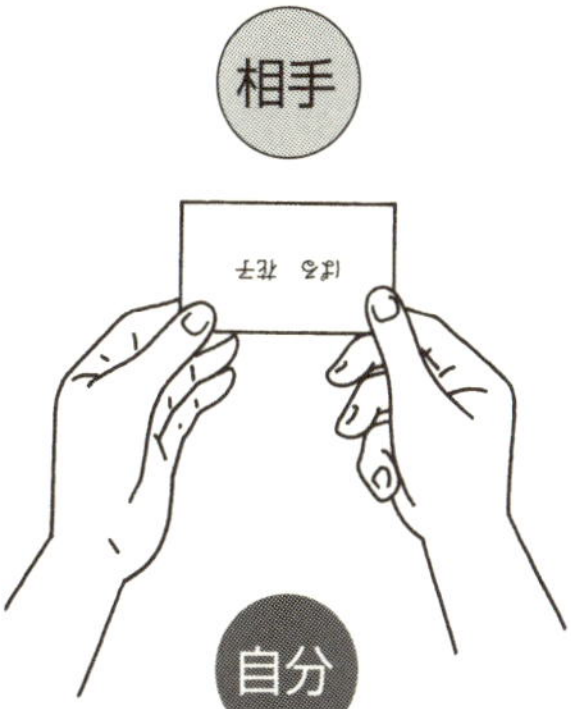

タテ型名刺

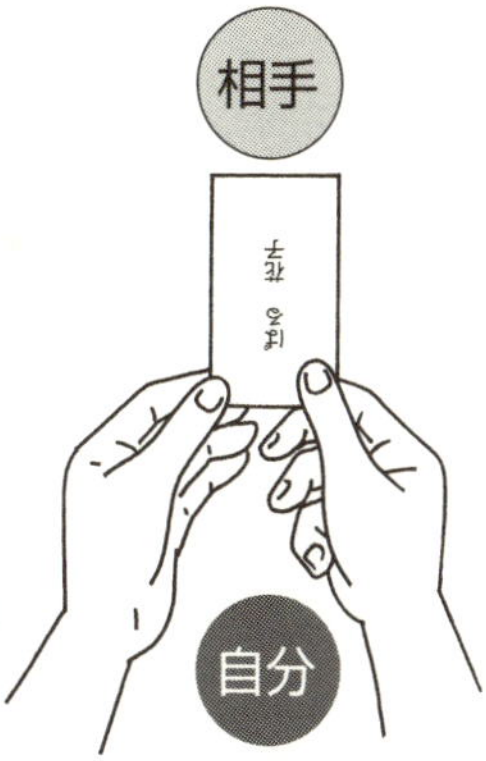

名刺は相手のほうを向けて、相手が取りやすく渡す

2 受け取り方

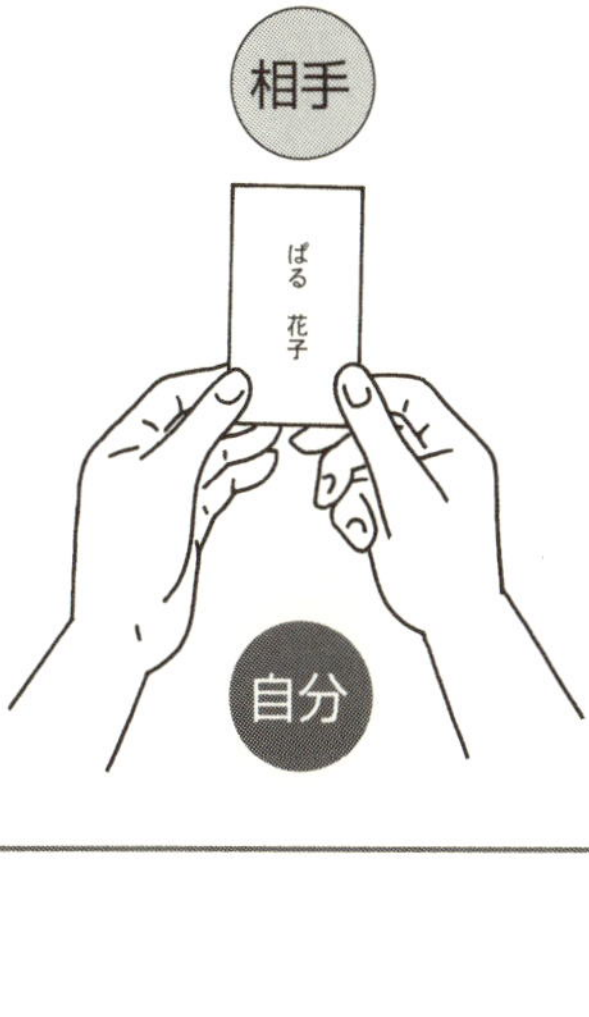

相手の名前に指がかからないように

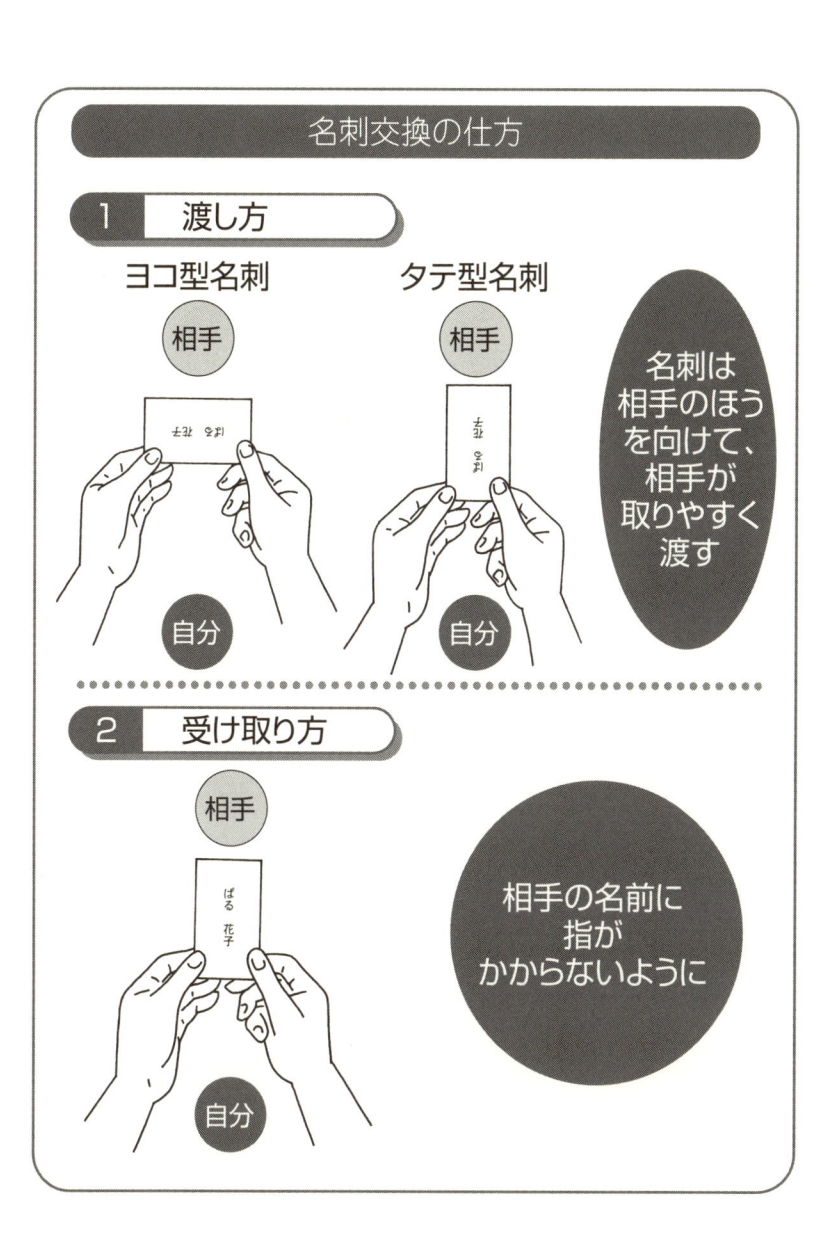

32 お茶の出し方

お茶の出し方について、説明します。
①湯飲みと茶托を用意します。
②適切な熱さと濃さで、湯飲みの七分目くらいまで入れます。
③ドアをノックし「失礼します」と声を掛けて入室します。入室の際に軽く会釈をします。
④お茶をお出しする準備は、サイドテーブルかテーブルの下座側（入り口側）の端に盆を置いて行ないます。お盆の上で茶碗を茶托の上にセットします。
⑤お客様から先に出します。できるだけお客様の右側から「どうぞ」と両手で静かに差し出します。
⑥出す時には「失礼します」「前を失礼します」などのお断りの言葉を、最後に「どうぞ」とお勧めする言葉を掛けます。話中の場合には、目礼のみで出します。
⑦茶碗に絵柄がある場合、絵柄をお客様に向けて出します。
⑧茶菓子がある場合、茶菓子から先に出します。置く位置は、お客様から見て左側に茶菓子、右側にお茶となります。

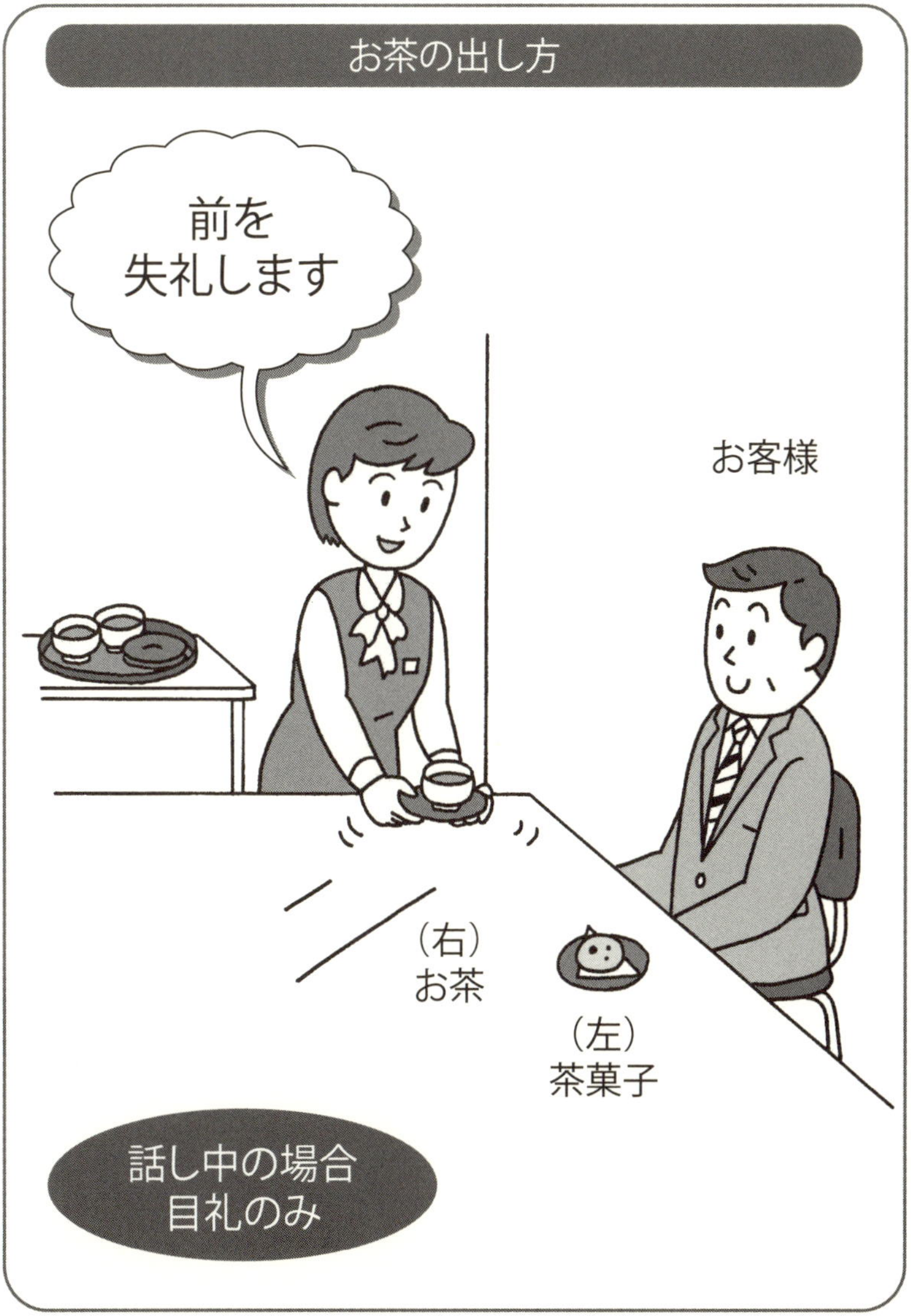
お茶の出し方
前を
失礼します
お客様
（右）
お茶
（左）
茶菓子
話し中の場合
目礼のみ

33 病院の第一印象が良くなる受付応対

病院へ来られた方にとっては、病院で出会った人すべてが、「受付」なのです。常に「誰かが尋ねてくる」という受入れ準備でいます。

①どんなに忙しくても、窓口にいらした患者さんを無視しないで、暖かみのある笑顔と声でお迎えします。

②こちらから声掛けをしましょう。すぐに対応できなくても必ず一言、「少々、お待ちくださ い」とゆっくり、落ち着いた口調で声を掛けます。

③相手の話をよく聞き、態度や立場に注意を払い対応します。

④次に何を患者さんにしてもらうのか明確に説明します。

⑤何か尋ねられたら、誠意を持って、対応しましょう。

■物の受け渡し方

窓口で物を受け渡しすることがありますが、渡し方や受け取り方について説明します。基本的に両手を添えて、取りやすい高さで、「どうぞ」等と、声を掛けながらお渡しします。

物の受け渡し方

書　類

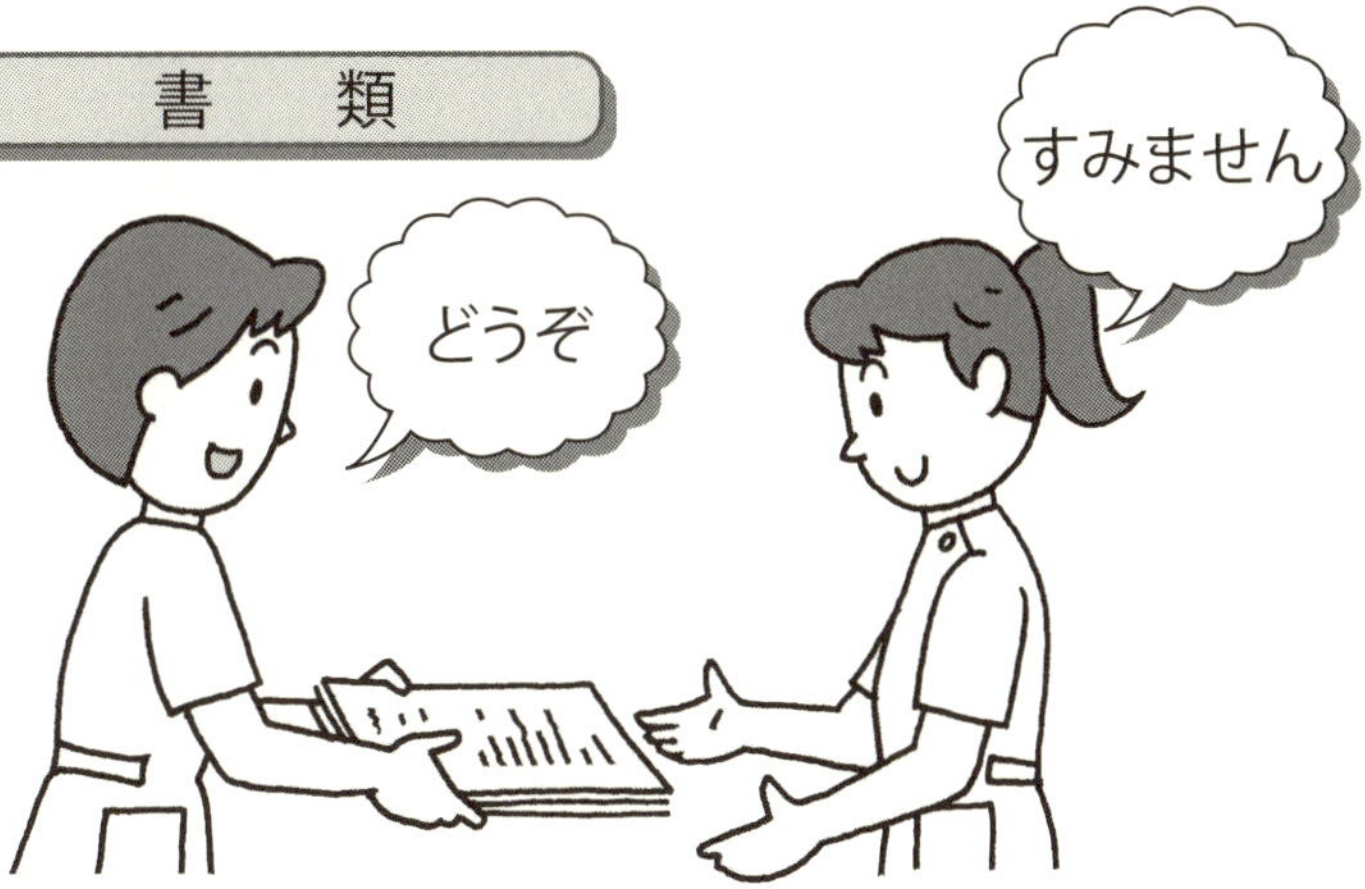

相手から見える向きで

筆記用具

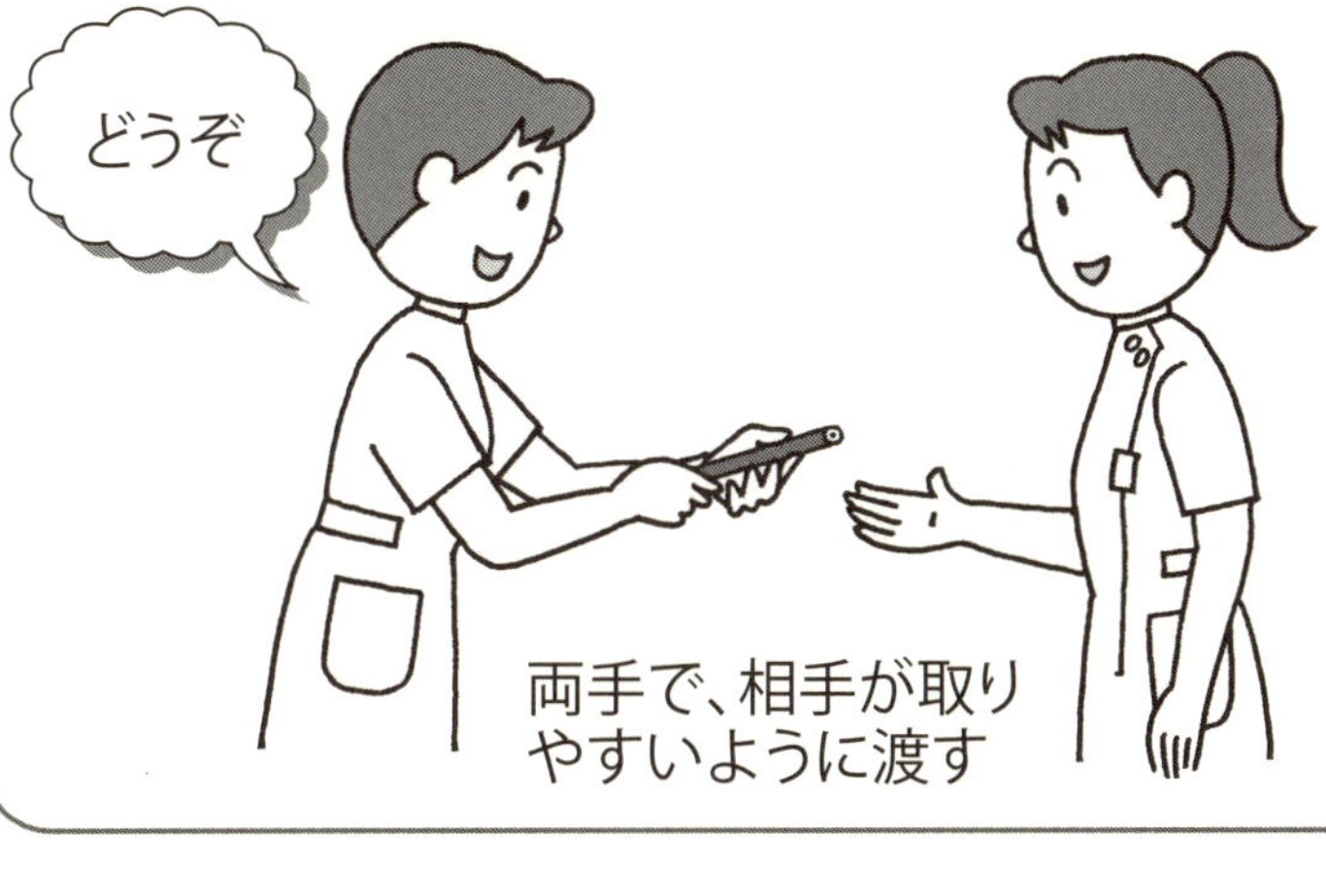

両手で、相手が取り
やすいように渡す

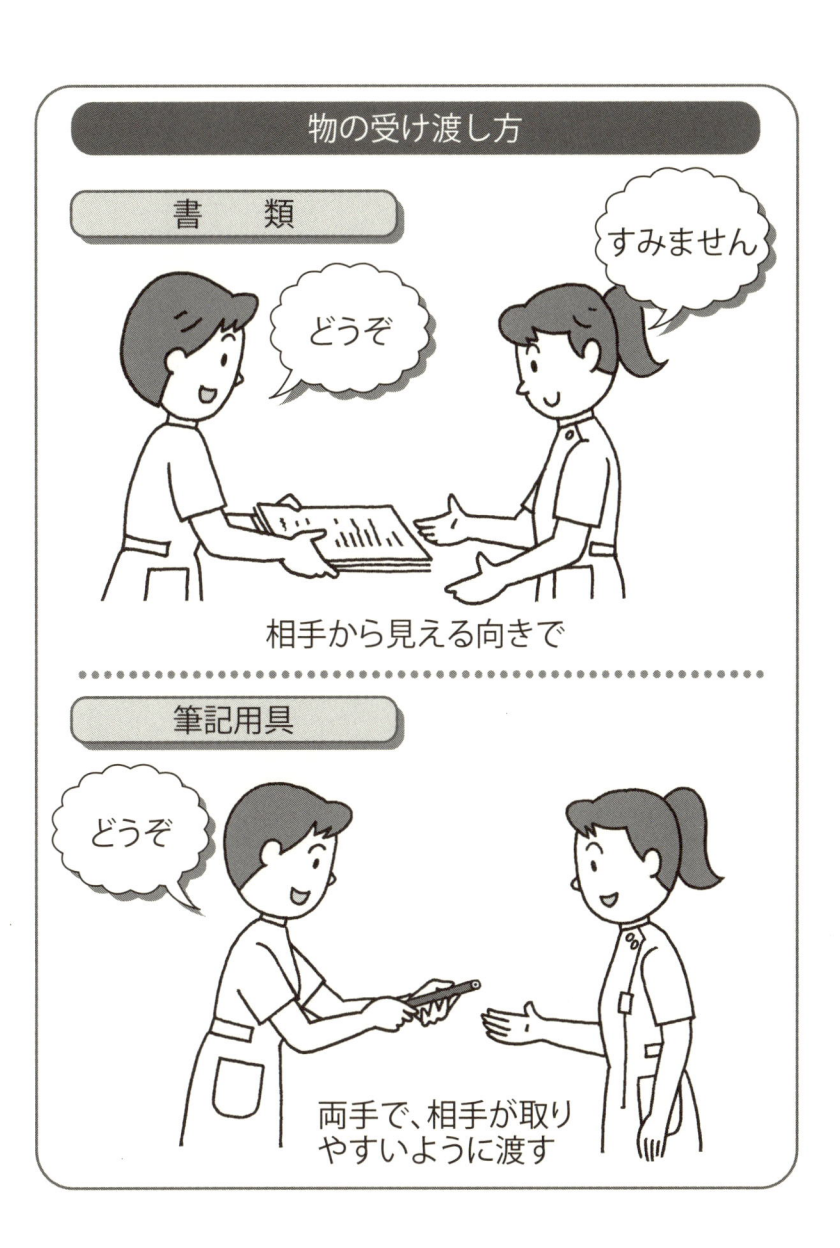

書類を渡す場合…相手から見える書類の向きで。
筆記道具の場合…ペン先を自分の方向に向け、両手で渡す。

■場所を尋ねられた場合の対応

場所を教えるためポイントは、次の通りです。
1．目印になるものを教えましょう。
2．わかりやすく、簡潔に説明しましょう。
3．言葉で説明しにくい場合は、目的地まで誘導しましょう。
4．場所を手でさし示す時は、指をそろえ、さし示しましょう。
（指で示さないこと）
5．自分が対応したら誠意を持って最後まで対応しましょう。

たとえ言葉づかいを間違えていても、やわらかい言葉であれば、きっとあなたの誠意は伝わります。

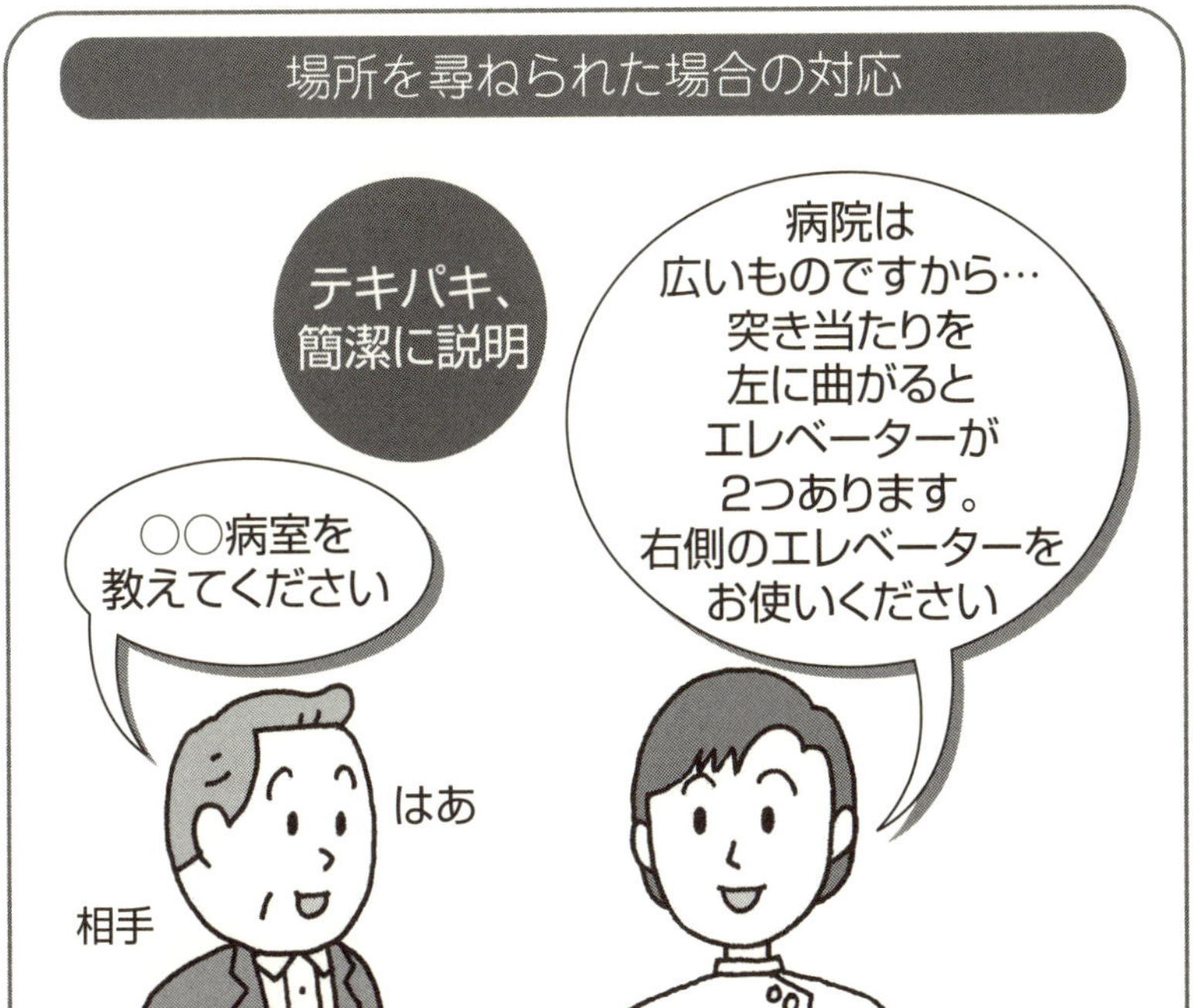
場所を尋ねられた場合の対応
テキパキ、簡潔に説明
病院は広いものですから…突き当たりを左に曲がるとエレベーターが2つあります。右側のエレベーターをお使いください
○○病室を教えてください
はあ
相手
自分が対応したら誠意を持って最後まで対応する

34 仕事の文書マナー①【宛名書きの基本】

日常の業務を行なう中で、書類を送付する際の宛名書きを、どのようにすればよいのか困ったことはありませんか。日頃よく使う人や、よほど気をつけている人をのぞいては案外に知識として不足している場合があります。ここでは宛名書きの方法について紹介しておきますので、日常業務の中で、もう一度確認して正しい記入を心がけましょう。

表書きは、正確にきちんと書くように注意します。文字を間違った時は、ホワイトで修正せず、新しい封筒に書き直します。

①住所…封筒の右から3分の1くらいまでに収めるようにします。2行になる場合には、1行目より少し下から書きます。

②宛名…封筒の中央に住所や社名より大きめに書く。企業名などは略さない。肩書きは、名前の上に書くのが原則です。長くなる場合には、名前の右側に書きます。

③切手…住所にかかったりしないように、まっすぐに貼ります。封は糊付けします。

宛名書きの基本

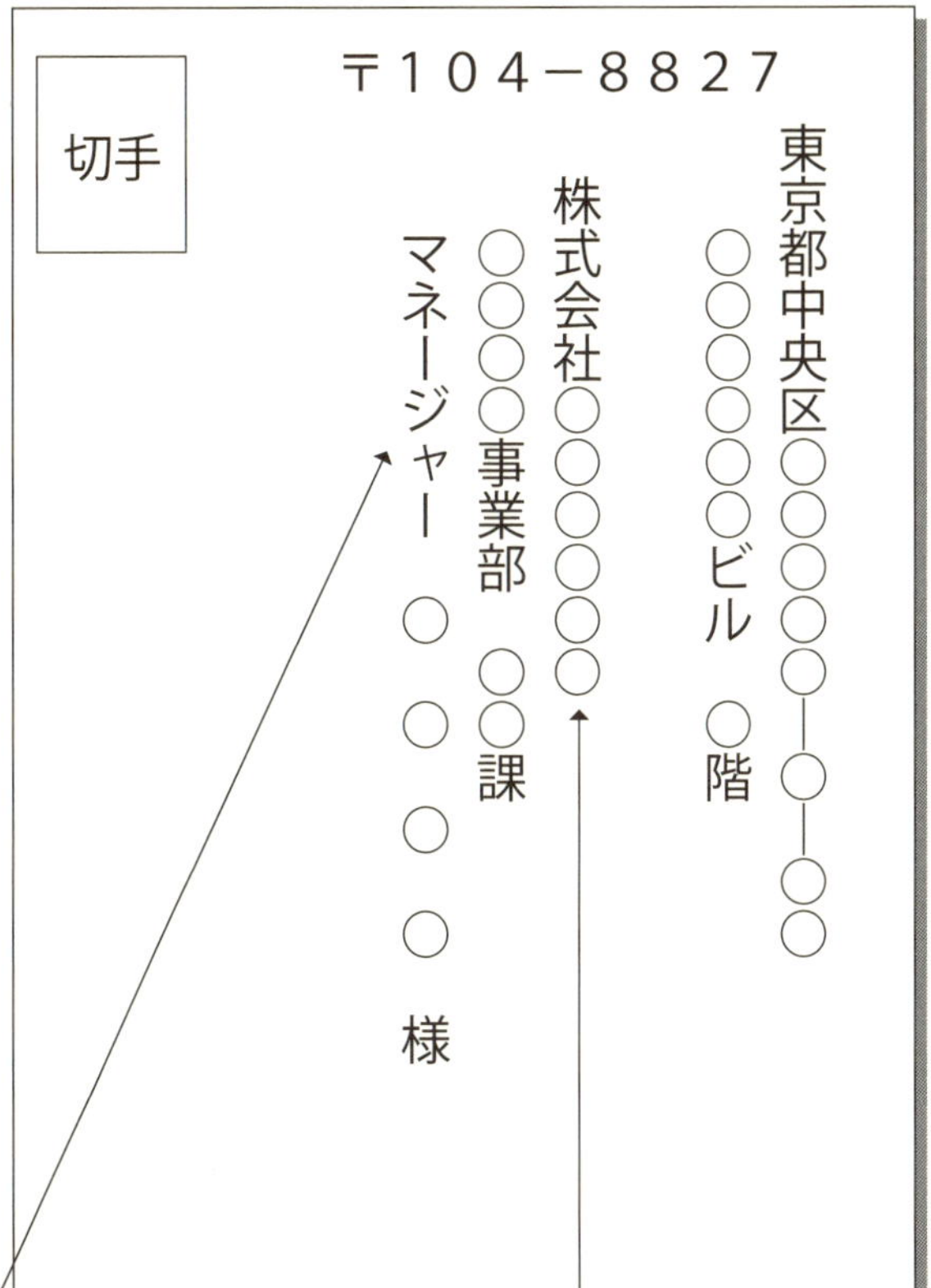
切手
〒104－8827
東京都中央区○○○○○○○○−○−○○
○○○○○○ビル ○階
株式会社○○○○○○○○
○○○○事業部 ○○課
マネージャー ○○○○ 様

Point
肩書きは名前の上に書くのが原則

Point
企業名は略さない

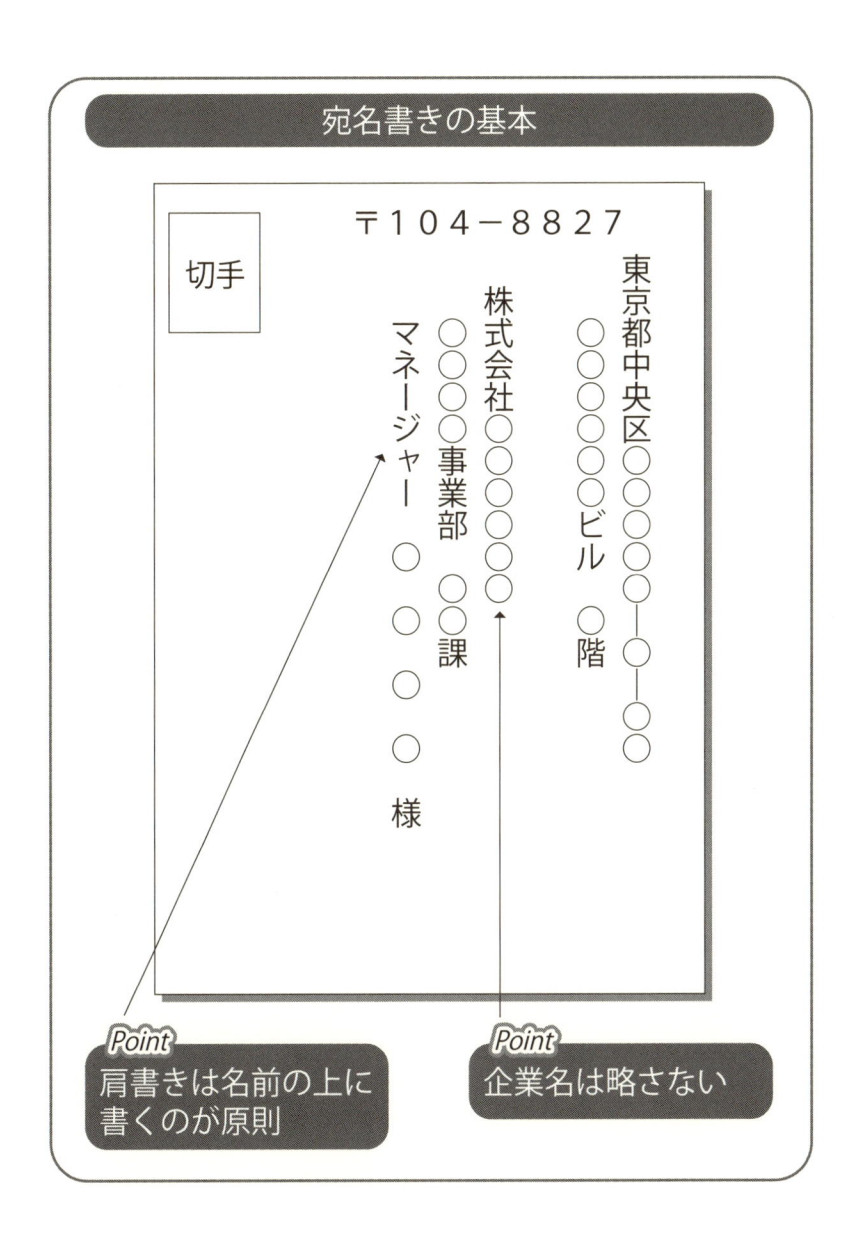

35 仕事の文書マナー②【文書作成のルール】

仕事で使う文書には、内容によって通知状や依頼状など様々な用途に合わせた内容のものがあります。文書作成には、次のようなルールがあります。


文書番号…部署ごとに定められた番号を発信日時のすぐ上に書く。

発信番号…文書を送る日付を書く。

名…………職名（会社名や部署名、肩書）と個人名を併記する。住所を記載する場合もある。

敬称………団体、会社のものは「御中」、職名や個人名には「様」、複数の場合には「各位」。

発信者名…職名と個人名を記入。

件名………内容がわかるように記載（例：○○の件、○○について）

頭語………文書の冒頭で使う。結語と組み合わせて使う。

前文………時候の挨拶を書く。社内文書の場合には省く。

主文………内容や用件を書く。

末文………結び言葉を使い、今後の配慮や終結の挨拶を書く。

結語………文書の最後に書く。

一般的な社外文書の書き方

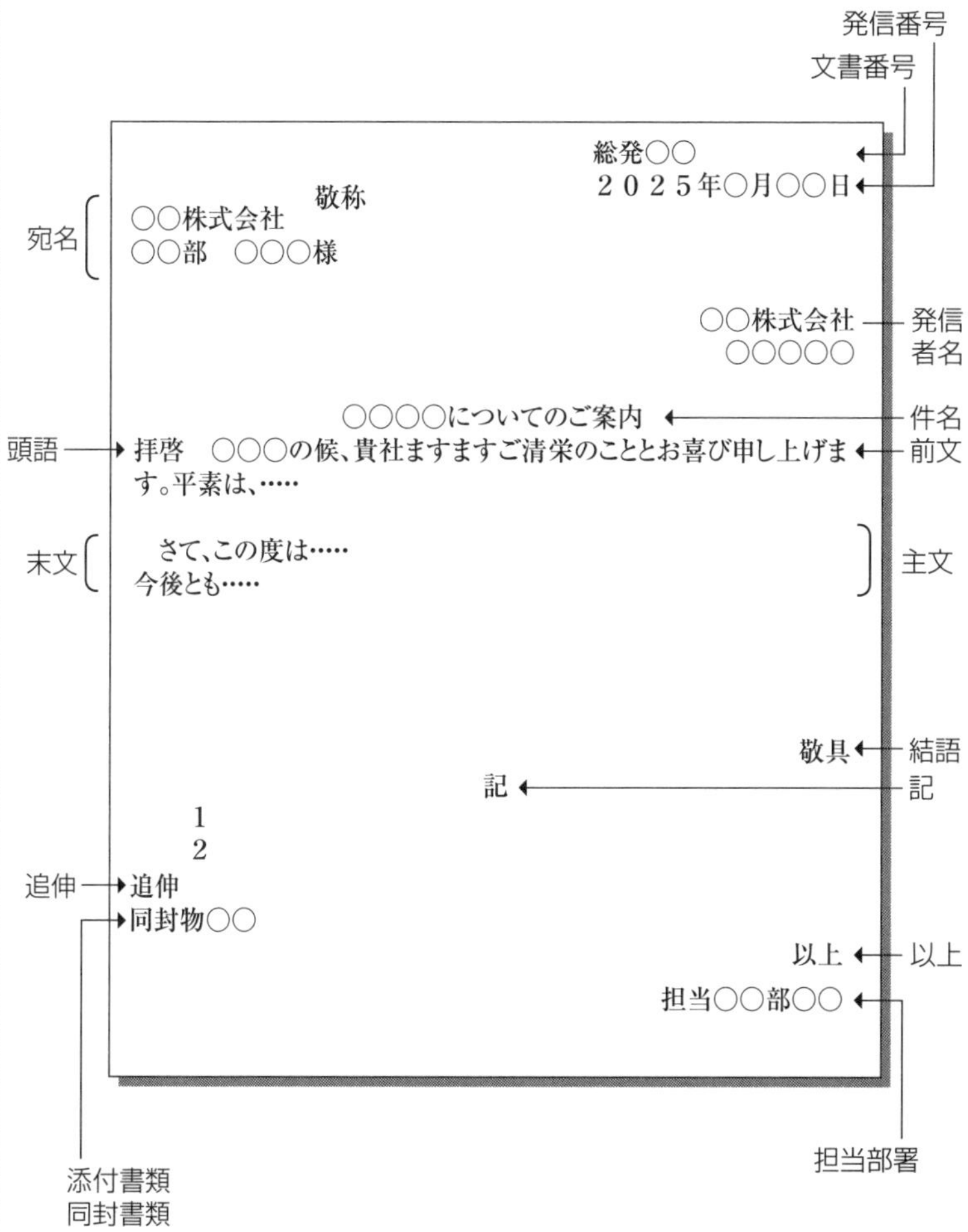
発信番号
文書番号
総発○○
2025年○月○○日
敬称
宛名
○○株式会社
○○部　○○○様
○○株式会社
○○○○○
発信者名
○○○○についてのご案内
件名
頭語
拝啓　○○○の候、貴社ますますご清栄のこととお喜び申し上げます。平素は、……
前文
さて、この度は……
主文
末文
今後とも……
敬具
結語
記
記
1
2
追伸
追伸
同封物○○
以上
以上
担当○○部○○
担当部署
添付書類
同封書類

頭語と結語

頭語と結語に組み合わせがあり、場合によって使い分ける必要があります。正しい使い方を覚えましょう。

	頭　語	結　語	備　考
一般的	拝啓、敬白 一筆申し上げます	敬具	「拝啓」の意味:かしこまり、へりくだって申し上げます
丁重	謹啓、謹呈 謹んで申し上げます	敬具 謹白	目上の人や依頼の用件の場合に使う
急用	急啓、急白	草々	「草々」の意味:慌しく記しました
前文省略	前略、冠省	草々	目上の人やあらたまった手紙にはふさわしくない
返信	拝復、復啓	敬具	
女性のみ	頭語を省略する場合が多い	かしこ	女性が書く場合に使うことができる

36 クレーム対応のルール

私たちの仕事は、来院された方に対して、「治療」「応対」などの医療サービスを提供することです。

自分では、精一杯患者さんに対応しているにもかかわらず、相手から見ると「足りない」「不満足」な点が、多くあるものです。ひょっとしたらあなたに原因がない場合もあるかもしれません。

しかし、来院される患者さんは、病院にいる職員全員に対して「○○病院の職員」という認識を持っています。不満足な事柄が発生するとそのことについて、必ずスムーズな対応をしてもらえるものだと思っています。

そういった「不満足な事柄」が発生したら、自分自身に問題がなくてもすばやく解決する姿勢が必要です。

もし、不満足な状態のまま患者さんを放置してしまうと「苦情」という状態になります。

「クレーム」と「苦情」は同じではありません。クレームは、患者さんからのメッセージです。

クレームの内容は、病院内にいたのでは気づかない声が聞けます。この声をすばやく処理することが、病院のイメージアップにつながる要因になります。クレームが起こるには、いくつかの原因があります。

具体的には、次のようなことが考えられます。

①説明不足
②相手の誤解
③意図的なもの
④不可抗力（事故や天災など）

①・②は、病院側が患者さんに対して、納得できる説明をし、内容を双方で確認しておくことなどが必要です。

そうすれば、誤解を生むことはなかったかもしれません。クレームが発生した内容については、病院内で情報を共有し、今後に活かせるようにしましょう。

37 クレーム対応の基本姿勢

①業務に優先して、対応に当たりましょう。

自分のせいでクレームが起きたわけではないものでも、起きてしまった事実に対して謝罪しましょう。

②決して逃げずに、誠意を持って対応しましょう。

自分で解決できるところまできちんと対応しましょう。

途中で別の方に変わってしまうと、何度も同じことを言わせてしまい、最悪の状態になりかねません。

③相手が納得する方向と内容で解決するようにしましょう。

そしてどうしても自分で解決できない時には、上司に事情を説明し、指示を仰ぎましょう。

クレームを言ってくる患者さんは、どのような気持ちでしょうか？

患者さんが来院される時には、事前にある程度の期待水準を持っています。その期待水準と同等または、それを超えるサービスが手に入れられなかった場合にクレームとなります。この期待については、次頁の表に示した、消費者の4つの欲求から理解することができます。

クレーム対応は、患者さんの欲求をよく理解してうえで、患者さんの話をよく聞き、どの欲求が満たされなかったことでクレームが生じているのかを見極めることが大切です。

苦情とは、心理的補償を求めるもので、愛情欲求と尊厳欲求が満たされない場合に発生すると考えられます。クレームは、実質的補償を求めるもので、機能・品質欲求や経済的欲求が満たされなかった場合に発生するものと考えられます。

病院という特殊な環境の中では、一般の欲求がそのまま当てはまるとは言えません。

しかし、不平とか不満は、自分が一個の人格としてきちんと扱われないところから発生するということを理解しておかなければなりません。次頁の表を参考にして、患者さんの声を聞き、解決の方向に持っていけるよう努力してください。

患者さんの欲求内容

欲求の種類	具体的な内容	
	一般的な場合	病院の場合
機能・品質欲求	品質の高い商品がほしい 機能的に優れた商品がほしい	高度で的確な治療が受けたい
経済的要求	安くしてほしい	治療費が高い レセプトの仕組みがわからない 3分治療では高すぎる
愛情要求	自分を大切に扱ってほしい 丁寧に扱ってほしい	待ち時間が長い 医師、看護師の応対が横柄 治療内容がわからない
尊厳要求	上得意先のように特別に扱ってほしい	後回しにされた 看護師が自分に声を掛けてくれない

38 クレーム対応7つのポイント

クレーム対応の7つのポイントは次の通りになります。

1.「患者さんは何を望んでいるのか」を的確に把握する。

補足：相手が繰り返し訴えるポイントを的確に捉え、どのようにしたら満足していただけるかを考える。

2.患者さんの声の調子（興奮状態）

3.「大変お待たせして申し訳ございません」の一言から始める。

補足：「申し訳ありません」という言葉は、話を聞くことが遅くなったことに対して言う言葉です。クレームについての行動そのものを謝るものではないため、「謝ると過ちを認めてしまうことになるのでは」といった誤解をしないこと。

4.まず患者さんの話を最後までよく聴く。

補足：途中で「それは誤解です」と口を挟まず、誠意を持って最後まで耳を傾ける。メモを取ったり、相づちを入れるとなおよい。

5・相づちを打ち、決して話に割り込まない。
6．患者さんの立場に立ち、できる限り要望に応えていく姿勢を示す。
補足：話が終わり相手の感情が静まったところで、メモなどを見ながら一点ずつ丁寧にこちら側の立場・事情などを説明し、患者さんの同意を得ていくと同時に、できる限り要望に応えていくという姿勢を示す。
7．もう一度お詫びの言葉を心から伝える。
8．他に担当者や責任者がいる場合には、内容を的確にかつ要領よく伝え引き継いでもらう。

39 クレーム対応の基本話法

機会やタイミングに合わせて使ってください。

・早速お調べいたします。
・今後十分注意いたします。
・お手数をおかけいたしました。
・ご注意いただきましてありがとうございました。
・説明が不十分で申し訳ございません。
・わざわざお越しいただき、申し訳ございませんでした。

これらを実践し、決してクレーム対応を「クレームの処理」と捉えず、信頼回復の機会と考え、皆さん一人ひとりがクレーム対応職員と自覚し対応しましょう。クレームに対しては嫌な顔をせず、〝天の声〟として受け止めましょう。きっとあなたの誠意も伝わるはずです。

40 上手にクレーム対応するための6つのルール

クレームを言ってくる患者さんは、相談員の態度にとても敏感です。ふだん以上に相手に好感を与える態度で応対することが大切です。

相談員の態度に対して「あの相談員の態度が悪い」ということになると相談所は、二次クレームの発生場所になってしまいます。普段から態度には気をつけてください。

患者さんとの良いかかわり方を持つためには、次のような6つの技術を習得してください。

①かかわり方の技術

患者さんとの基本的な関係を築くうえで、大切なかかわりのキーワードがいくつかあります。会話をする前の非言語的表現をふだんはほとんど意識しませんが、実際は表情やしぐさなどが相手に対して様々な影響を及ぼしています。

この非言語的表現には、三つの働きがあると言われています。

一つは社会的状況を調節する働き。二つ目は非言語的コミュニケーションを支える働き。三つ目は言語的コミュニケーションの代わりとしての働きです。

重要なのが第一の働きです。対人態度を表現する自己の情動状態を示し、自己を提示する働きがあります。

患者さんとのかかわりの技術としては、しっかりと相手とかかわる姿勢を示すことです。

具体的な行動の基本は、

①落ち着いてゆったり座る
②相手の顔をまっすぐに見る
③その場の状況にふさわしい笑顔で応対する
④アイコンタクトをとる
⑤身振りやしぐさによる同調行動をとることです。

②座り方

コミュニケーションをとる際に座り方を意識する人は少ないですが、自分が座る位置で相手に与える印象は違ってきます。

患者さんの話を伺う時には、正面ではなく患者さんが斜めになるように座ることで相手の距離を近づけることができます。

正面に向かい合うのは、最初から対立の姿勢を示していることになります。

患者さんとの良かかわり方を持つための6つのポイント

Point1 かかわり方

Point2 座り方

Point3 話し方

Point4 聴き方

Point5 共感する

Point6 状況に応じた身だしなみ

③話し方・伝え方の技術

話し方の重要なポイントは、相手の声やトーンに合わせた話し方をすることです。具体的には、相談所にお越しになった患者さんの気分をやわらげるためには、「クッション言葉」の利用や敬語を使った自然な会話をすることです。相談者がテキパキとした話し方であれば、こちらもテキパキとした話し方で応対します。

また、病院内でよく使われている専門的な用語については、できるだけわかりやすい表現方法で話すことも重要です。

④聴き方

相手の話を聞く時には、相手のほうに体全体を向けて、心もち相手に近づくようにやや前傾姿勢をとると、熱心に聴いていることが伝わります。

適切なうなずきや相づちも重要です。

⑤共感する

クレームを持ち込んでくる患者さんは、「これはおかしいのじゃないか」「本当はこうするべきではないか」という強い自分の意見を持っています。

人が話をする行為の裏には、自分の意見に興味を持ち少なからず共感してほしいという心理が働いています。

クレームを持ち込んだ患者さんに「あなたの話は間違っている」と否定してしまっては、患者さんの態度は硬化してしまいます。

クレーム対応では、患者さんがどのような主張をしても、まずは同意・共感している姿勢を示すことが必要です。

⑥状況に応じた身だしなみ

職場には、それにふさわしい服装や身だしなみがあります。特にクレーム対応では、真摯に受け止める態度をあらわすためにも、状況に応じた服装と身だしなみが重要です。

41 業務別ナースのマナー・応対事例①【診療時の応対】

こんなことを耳にしたことがあります。

「自宅で計った血圧値と病院で計った血圧値を比べると、医師が計った血圧値が高かった」

患者さんの中には、医師の前に座ると緊張する人がけっこういるということです。

患者がリラックスして、診察を受けられるように配慮することも看護師の役割です。

1．問診の際、できるかぎり患者さんが話しやすいように誘導し、緊張感をときほぐします。

2．医師が看護師と同じ内容の質問をしなくてすむように、問診内容の記録の情報伝達を行ないます。

3．診察を行なっている間は、患者さんのそばにいて、医師と患者さんが対等の位置で診察が進行するように配慮します。

このように看護師は、医師と患者さんがコミュニケーションをとりやすくするための雰囲気をつくる、診察時のコーディネーターの役割を果たしています。

業務別ナースのマナー・応対事例…①【診療時の応対】

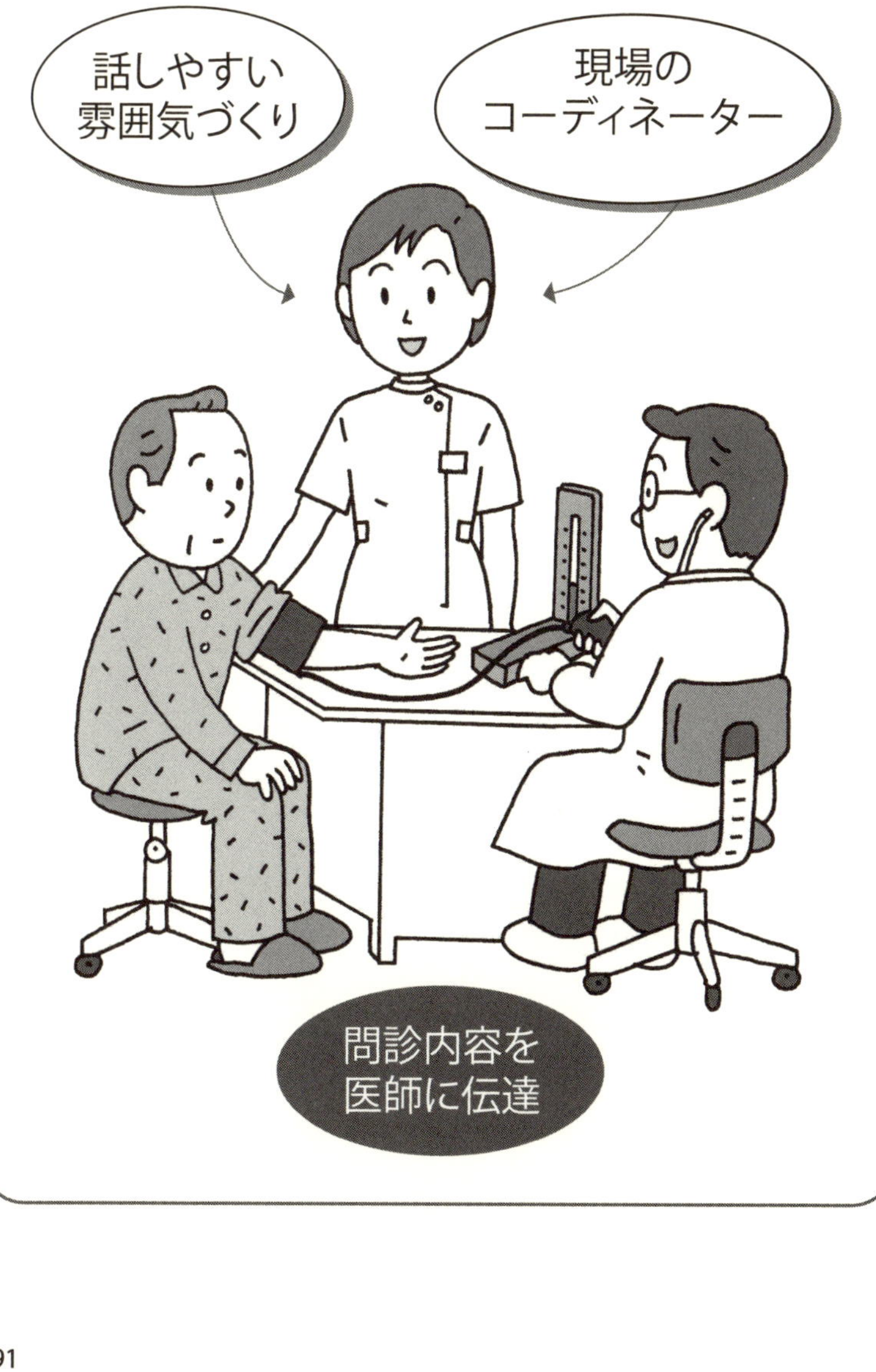
話しやすい
雰囲気づくり
現場の
コーディネーター
問診内容を
医師に伝達

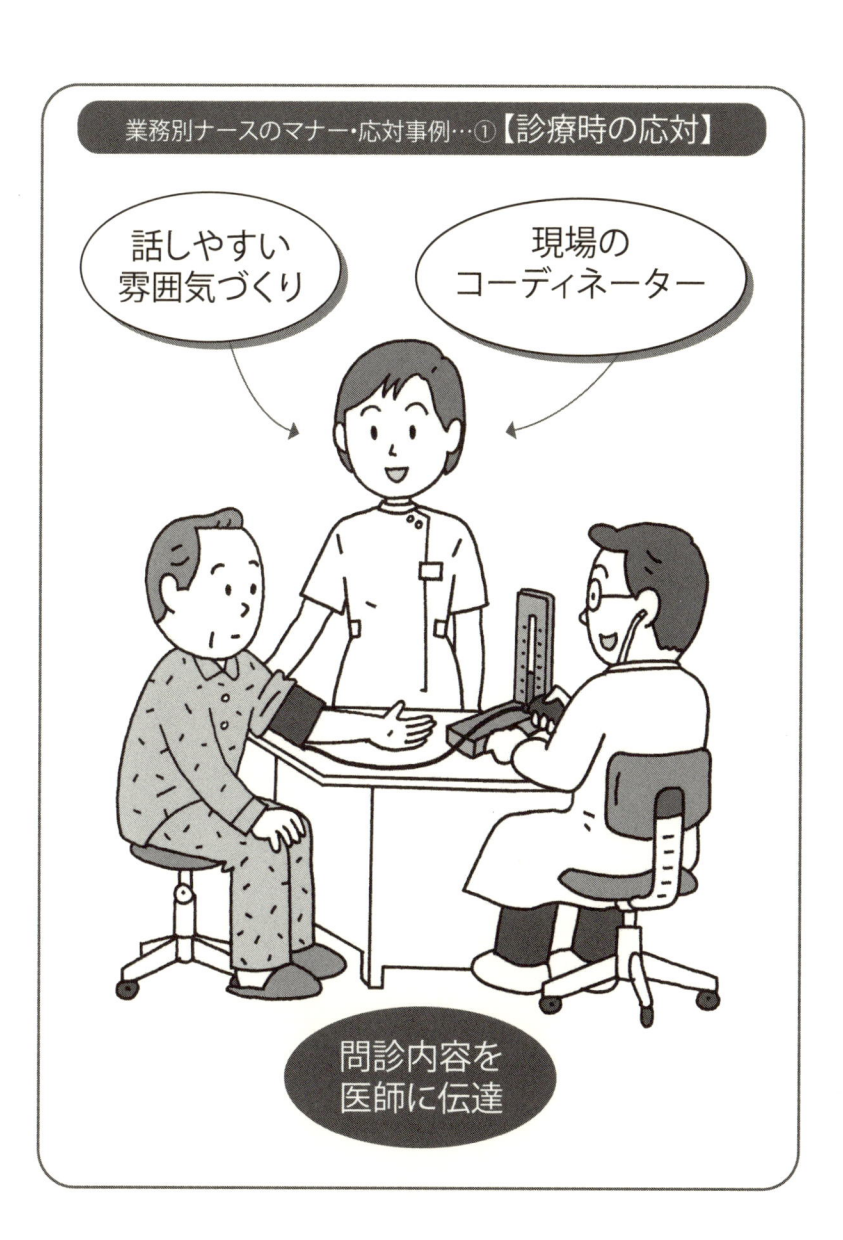

42 業務別ナースのマナー・応対事例②【ナースステーションでの態度】

ナースステーションは、昼夜を問わず患者さんの対応をするための準備の場所です。ナースステーションにいる看護師は、いつでも病室にいる患者さんに迅速な対応ができるよう心がけてほしいと思います。

特にナースステーション内での私語や大きな笑い声などは、患者さんにとっては気になるものです。いつも患者さんに見られていることを忘れないよう気をつけてください。

■ナースステーション内で気をつけたいこと

1．大声や笑い声に気をつける。

2．患者さんのプラバシーに触れることは話さない。

業務別ナースのマナー・応対事例…②【ナースステーションでの態度】

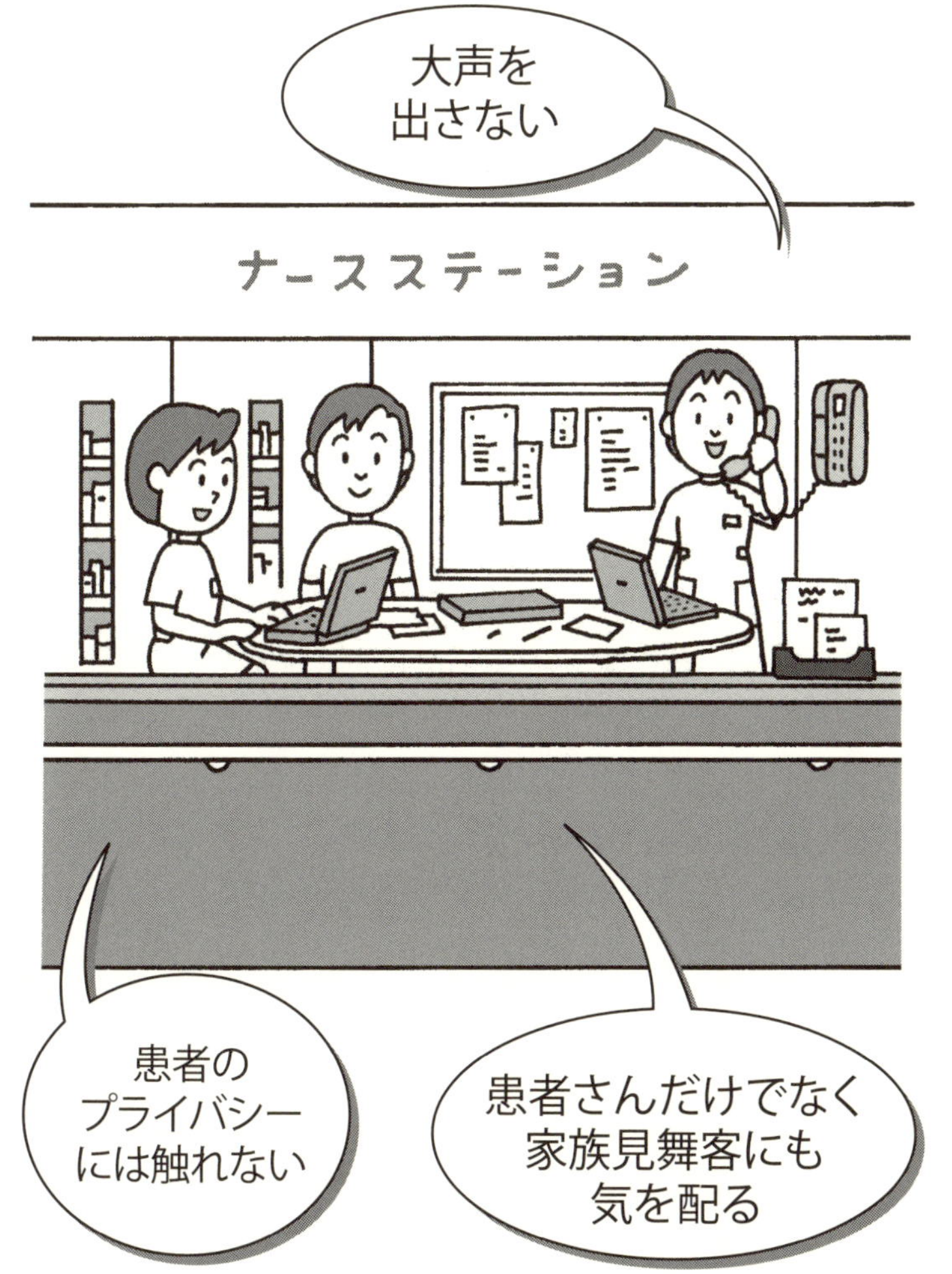

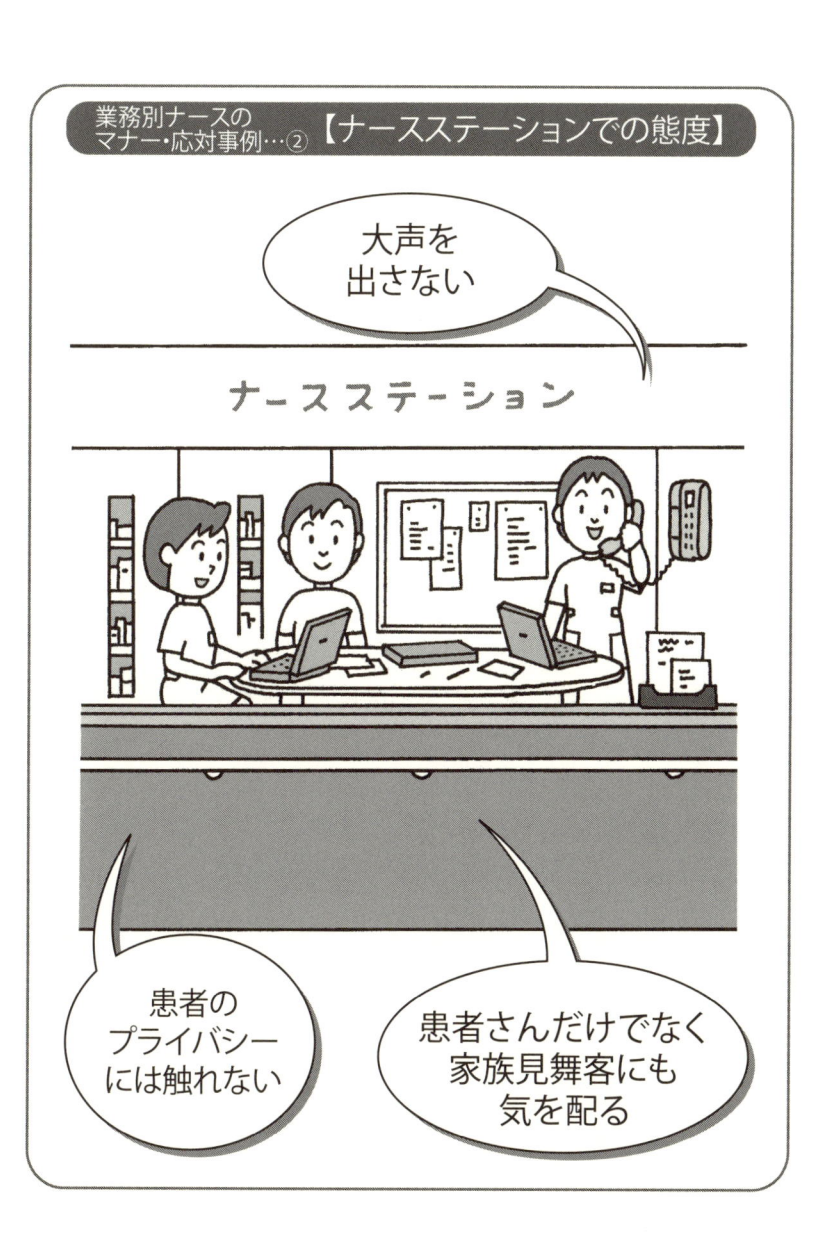

43 業務別ナースのマナー・応対事例③【ナースコール時の応対】

ナースコールは、歩行ができなかったり、歩行が禁止されている患者さん、または日常の生活行動を自分自身で行なうことができない患者さんが、ナースステーションにいる看護師に助力を求める時に使用します。

助力を求めてくる内容は、患者さんによって様々です。

インターフォンから伝えられる、患者さんの声や様子を聞く努力が必要です。看護従事者は、患者さんの要求にやさしくおだやかに応える姿勢を常に持ってください。患者さんからコールされたら、次のような対応をするように心がけましょう。

インターフォンで「すぐに参ります」と答えます。一刻も早く患者さんのところへ行きます。すぐに行けない場合は、「少々お待ちください」と伝え、訪室した際に、「お待たせいたしました」または「お待たせして申し訳ございませんでした」と一声付け加えること。時間の目安がつくようであれば、時間を付け加えたほうが、より良いでしょう

患者さんの欲求が他人に知られたくないことや恥ずかしいことの場合は、患者さんとの対応に十分に配慮してください。特に、言葉づかいには注意しましょう。

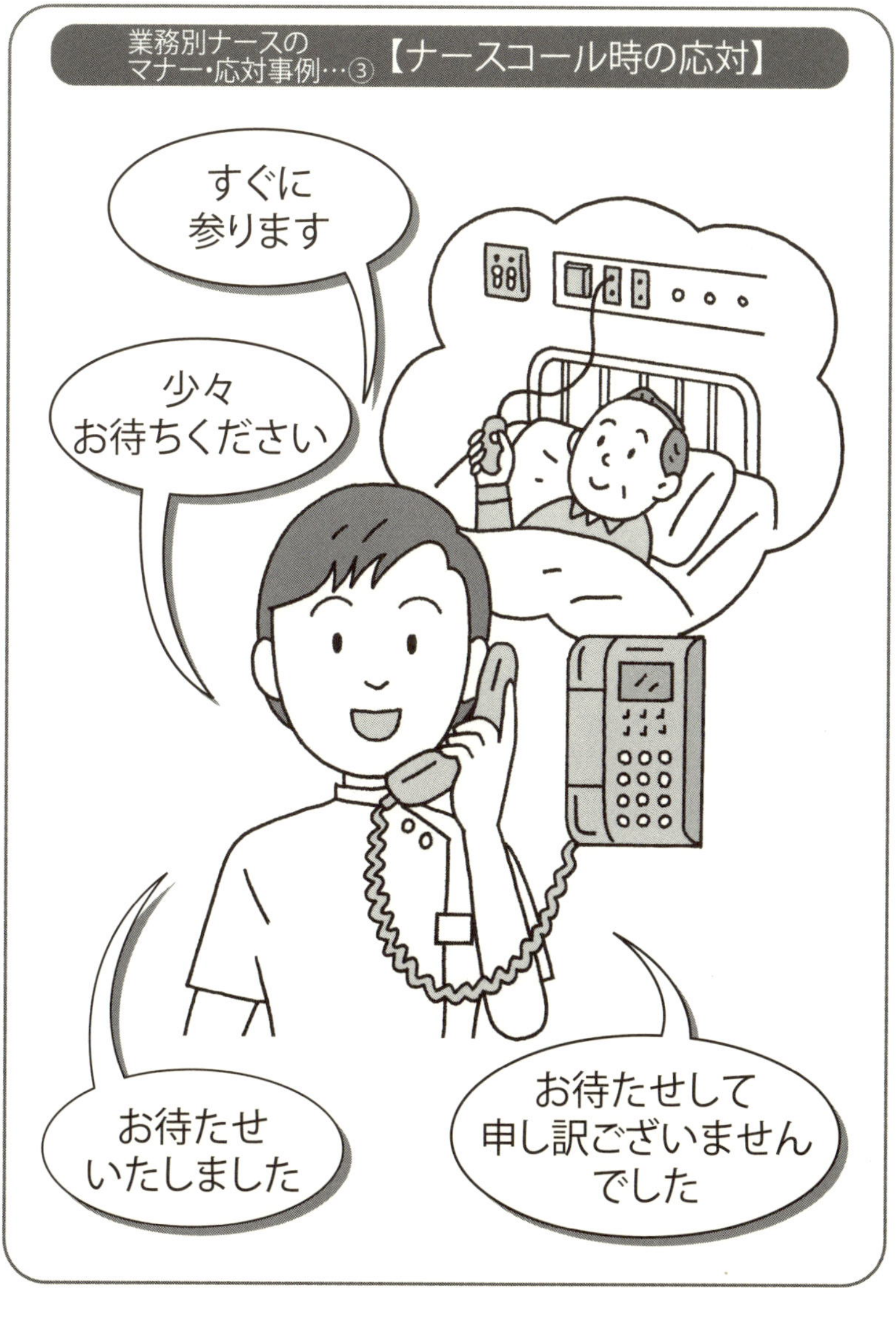
業務別ナースのマナー・応対事例…③【ナースコール時の応対】
すぐに参ります
少々お待ちください
お待たせいたしました
お待たせして申し訳ございませんでした

44 業務別ナースのマナー・応対事例④【検温時の応対】

患者さんの検温をすることは、病状の回復や患者さんの、その日の健康状態を知るうえで大切なデータ収集行為です。患者さんに協力してもらい、効率よく作業を終わらせたいものです。

検温時には次のことを心がけてください。

①患者さんの名前を呼んで、元気良く挨拶をします。

例、「○○さんおはようございます。お熱を計りましょう」

②当日の診察のスケジュールがあれば簡単に説明をします。

業務別ナースのマナー・応対事例…④【検温時の応対】

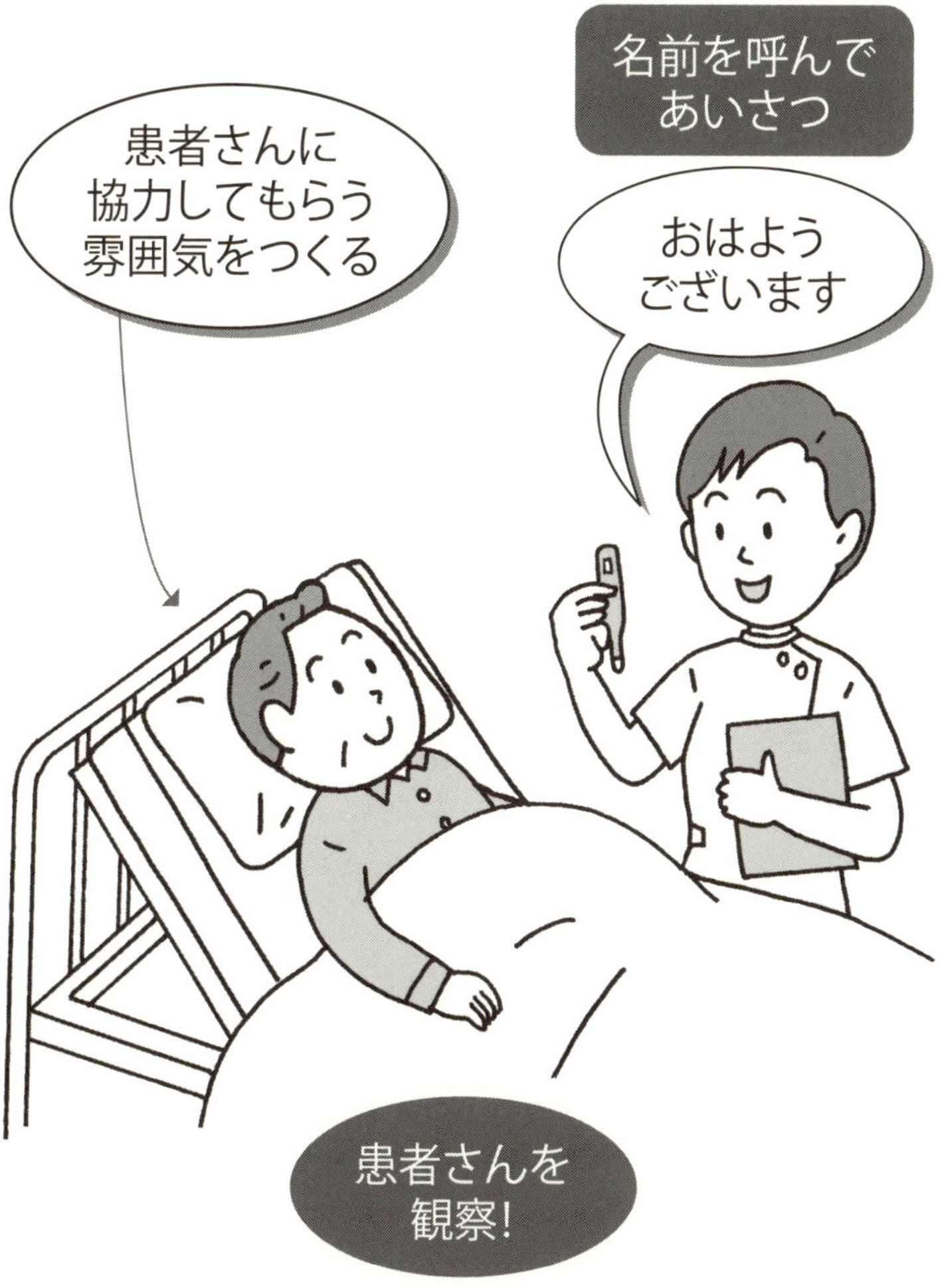
名前を呼んで
あいさつ
患者さんに
協力してもらう
雰囲気をつくる
おはよう
ございます
患者さんを
観察!

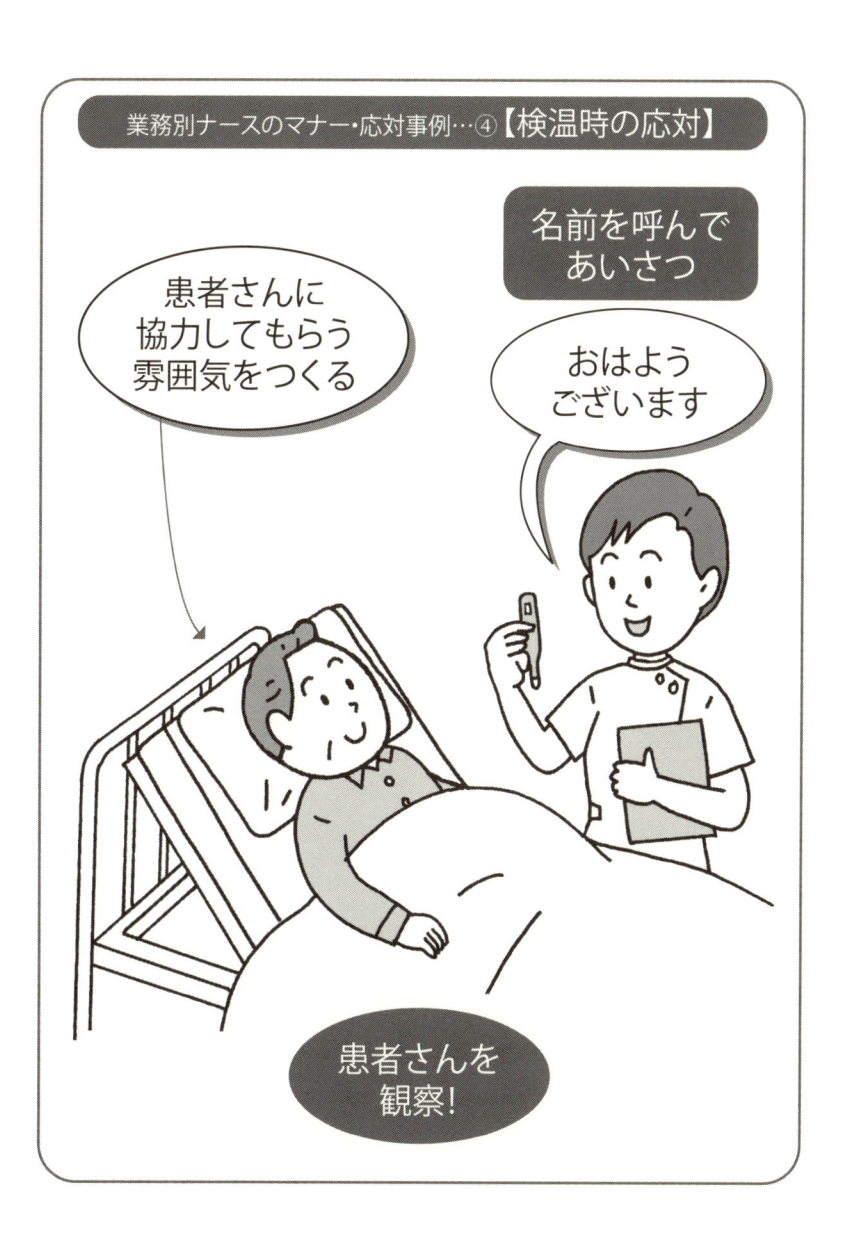

45 業務別ナースのマナー・応対事例⑤【点滴注射時の応対】

患者さんが点滴や注射を受ける時にはいろんな不安を持っています。点滴や注射を始める前には、必ずその内容を説明してから始めます。もし、患者さんが納得していないと判断したら、必ず主治医に連絡して納得してもらえるように説明します。

また、どのような点が不安なのかヒアリングし、その後、十分な説明をする必要があります。

初めて、点滴をする患者さんへの対応は次のように心がけましょう。

①必ず「点滴を行ないます」と声掛けをします。

②「○○さんでいらっしゃいますか？」

「○○さんでよろしいでしょうか？」

と必ずフルネームで相手の名前を確認しましょう。

③点滴中何か不自由なことがございましたら、いつでも看護師にお伝えください。

業務別ナースのマナー・応対事例…⑤【点滴注射時の応対】

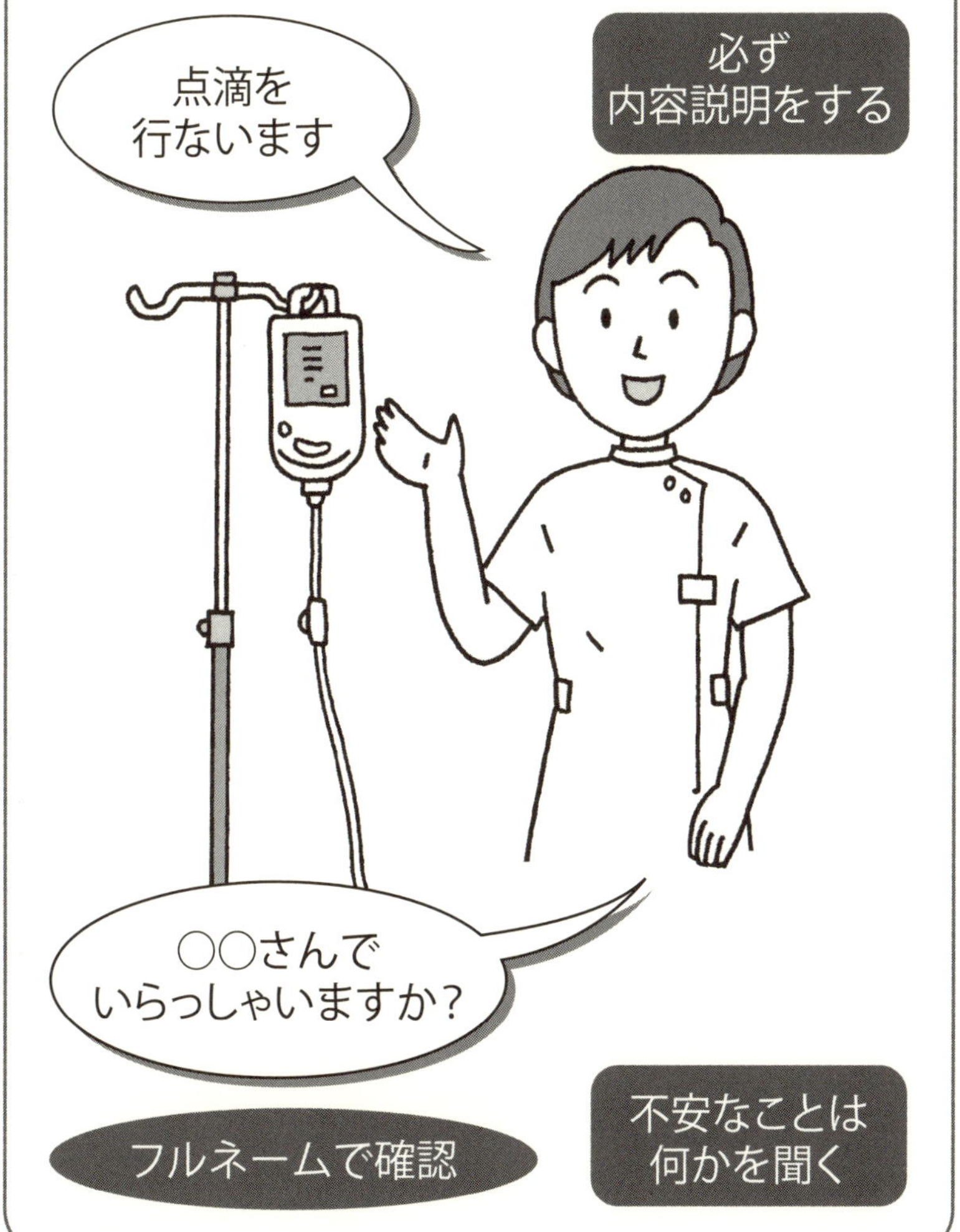

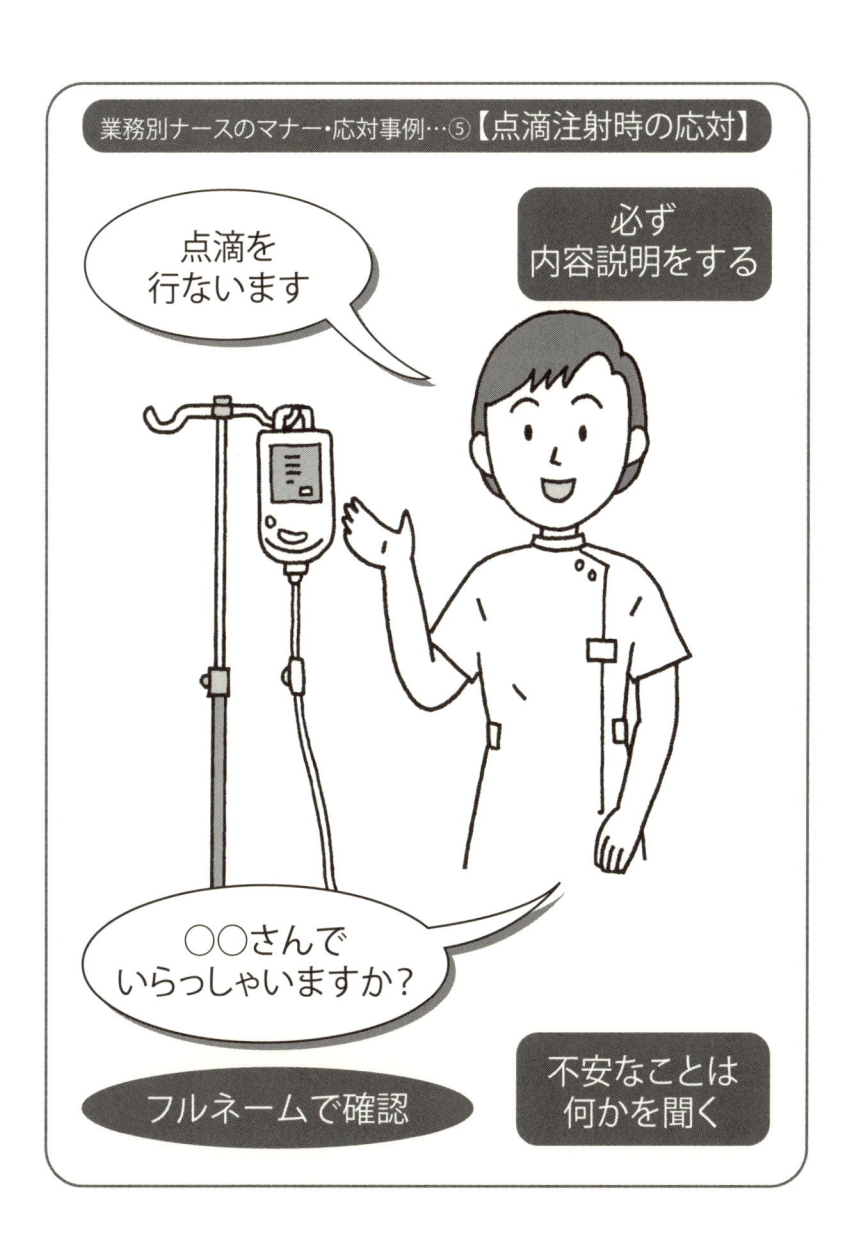

46 業務別ナースのマナー・応対事例⑥
【移動時の応対】

患者さんにとって移動は、とても大変なことです。

特に体が不自由な患者さんや寝たきりの患者さんにとってはどのようにして、「起きて移動する」のかがわからないものです。

そういう場合の対応は次の通りです。

①これから何をするのかを伝えます。

例、「これから○○に行きますので、起きていただけますか」

②どういう向きにどうやって動くのかを伝えます。

例、「この○○に移動しますので、私の肩につかまってください」

③患者さんは、急な動きには対応できません。

患者さんの立場になって、ゆっくりと動作を行なうように心がけましょう。

業務別ナースのマナー・応対事例…⑥【移動時の応対】

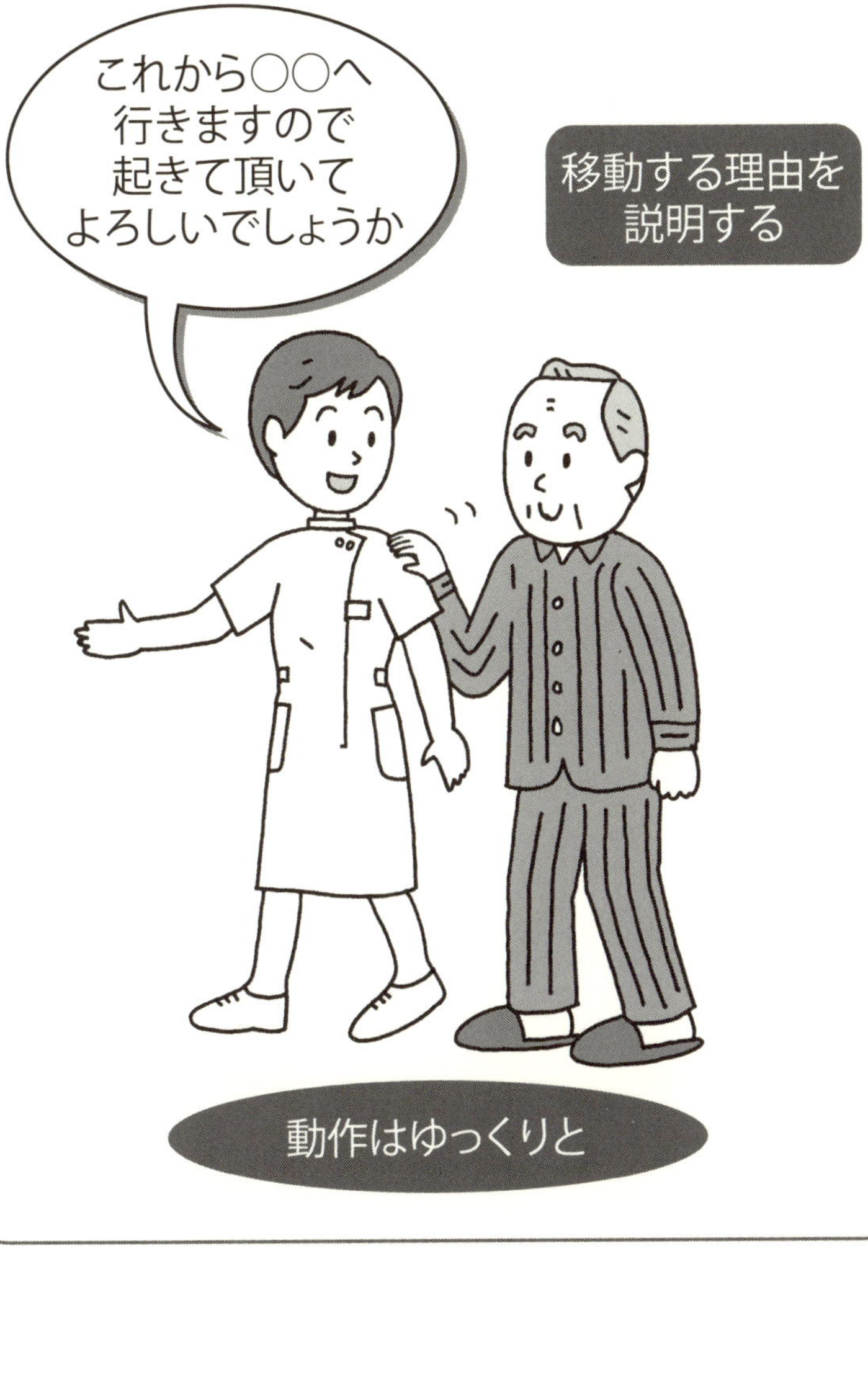
これから○○へ
行きますので
起きて頂いて
よろしいでしょうか
移動する理由を
説明する
動作はゆっくりと

47 業務別ナースのマナー・応対事例⑦【ベッド移動時の応対】

患者さんにとって移動する時は、かなり不安な心持ちになる場合があります。症状の変化によっても、移動する場合がありますので、移動をする場合は次のようなことを心がけてください。

1．本人および家族の人には、よく説明をして了解をしてもらいます。
2．移動時には、貴重品に気をつけて忘れ物がないか確認します。

もし、患者さんの持ち物を移動させる時には、必ず患者さん、または、ご家族の方の了解を得てから移動させます。

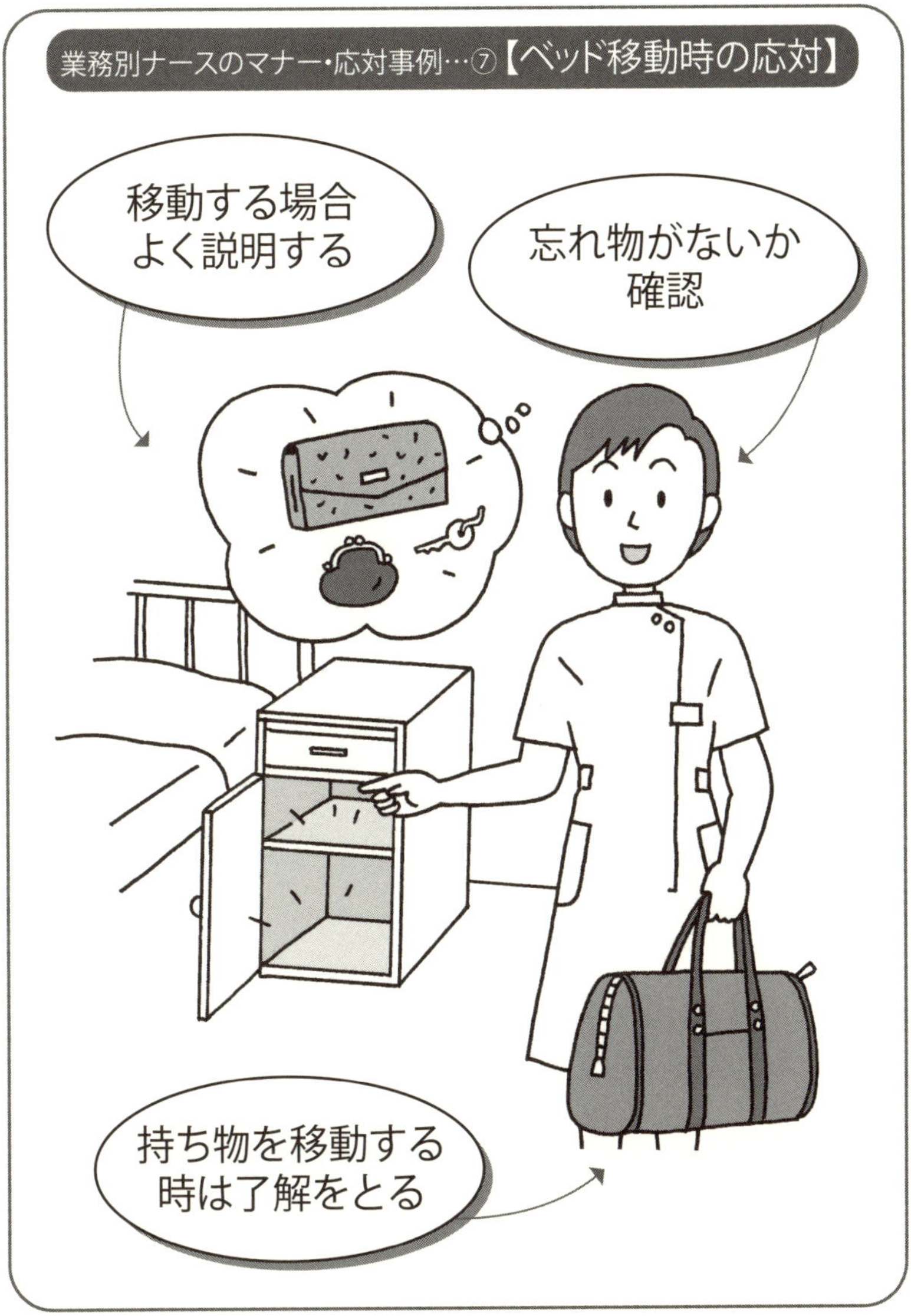
業務別ナースのマナー・応対事例…⑦【ベッド移動時の応対】
移動する場合よく説明する
忘れ物がないか確認
持ち物を移動する時は了解をとる

48 業務別ナースのマナー・応対事例⑧【患者さんのご家族への応対】

簡単な処置の時にご家族がいる場合があります。その場合の基本的な応対は、患者さんの身の回りに十分心を配ることが重要です。

特に、入院している患者さんの場合は、家族から一人引き離されている状態なので見舞い時が家族との唯一の接点です。家族が病室に来ることで病室が家庭の一部分の役割を果たしていると言えます。

患者さんにとって、病室に家族がいる間が少ない家庭の時間であることを理解してください。看護師がその場の温かい雰囲気を分断しないよう気を配ります。ただし、処置時にどうしても退室してほしい場合には、患者さんと家族の気持ちを汲みとり丁寧に応対します。

■患者さんの家族がいる場合の対応のポイント

1. 親しみをこめて明るく声を掛けます。
2. 挨拶をします。

家族を大切にすることは、結果として患者さんを大切にする最高のマナーです。

業務別ナースのマナー・応対事例…⑧【患者さんのご家族への応対】

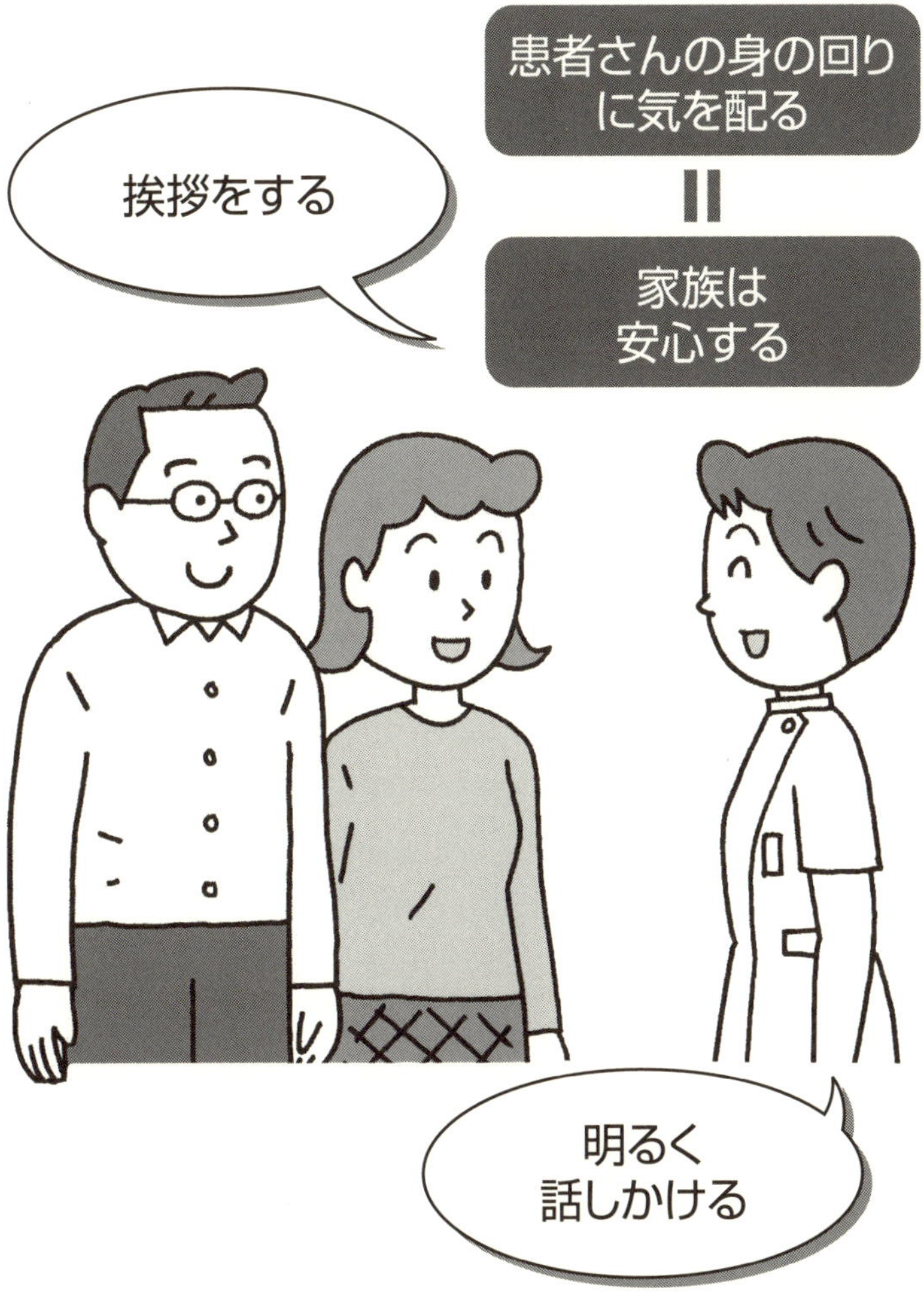

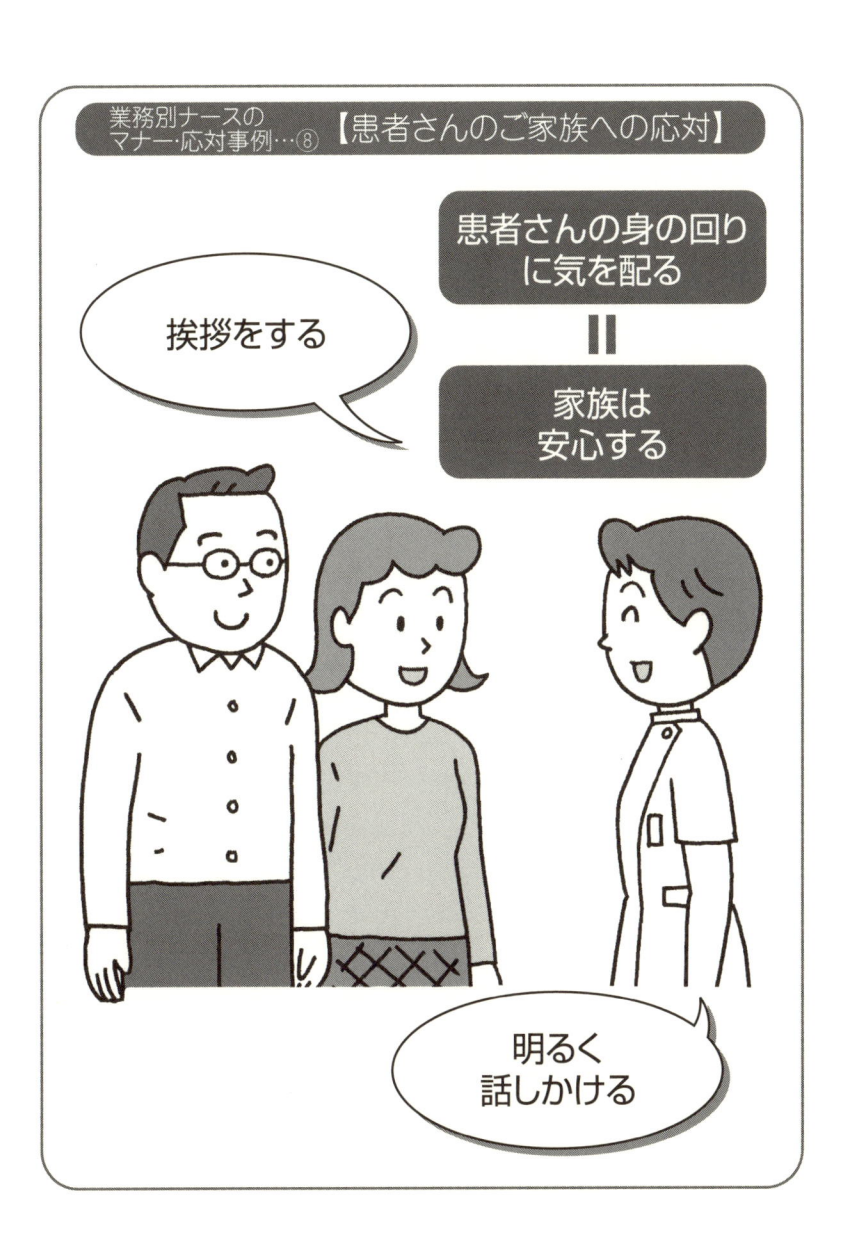

49 業務別ナースのマナー・応対事例⑨【見舞い客に対しての応対】

家族を含めた見舞い客は、患者さんにとって病院にいながら社会生活を味わえる唯一の接点です。友人・会社の上司や同僚等々が来るかもしれません。

見舞い客が増えることは、患者さんにとって闘病生活にプラスになることは言うまでもありません。

見舞い客にお声をかけることは、当たり前ですがこの一言の声がけは、もう一つの副次的な意味があります。病院には、不特定多数の人が出入りをします。

大きい病院ですと、患者さんもいればお見舞いに来る家族・友人・病院への物を搬入する企業の人などがいます。

最近のインテリジェンスビルのように、セキュリティ上の出入りを厳しくチェックしている病院はないわけではありませんが、大半の地域密着型の病院ではそれほど厳しくありません。従って、もしかしたら心無い人が出入りをしている可能性があります。

ある病院で伺った話ですが、院内の外来エリアでは必ず職員が廊下ですれ違う人に挨拶をしたところ、今まで若干あった盗難が無くなったとおっしゃっていました。

理由は、挨拶をされたことで何かよくないことをしようとしたが、自分の存在を知られてしまったと心理的に感じてしまい何もしなくなったというのが実情ではないでしょうか。別の意味ですが、挨拶の効用もあったようです。

濱川博招（はまかわ・ひろあき）
大学卒業後、人材派遣会社を設立。2002年経営コンサルティング会社ウィ・キャン代表。顧客満足度向上のスペシャリスト、クレーム対応のスペシャリストとして、医療機関、介護施設、企業、サービス業などで実績を上げ、その実践的なコンサルティングは全国で高い評価を得ている。現在、コンサルティング業務をおこなうとともに、顧客満足、クレーム対応、人材教育等の講演・研修・執筆を積極的におこなっている。医療福祉機関の職員向けの研修を定期的に開催。
主な著書に『病院のクレーム対応の基本』『できる看護主任・リーダーのコーチング術』『看護師長のリーダーシップ』（以上小社刊／共著者・島川久美子）、『ナビトレ教え方UP力！　だれも教えてくれなかった！　新人・後輩ナースを教える技術』（メディカ出版刊／共著者・島川久美子）がある。

島川久美子（しまかわ・くみこ）
立教大学大学院卒業後、MBAを取得。株式会社ウィ・キャン取締役。医療機関や介護施設での患者応対・利用者応対に関するコンサルティングから、経営改善、企業および医療機関・介護施設での人材育成のスペシャリストとして実践的な企画、研修を精力的におこなっている。
上記、掲載の濱川博招との共著のほか、『医療と企業経営』（共著、学文社）がある。

【連絡先】株式会社ウィ・キャン
東京都中央区新橋6-9-2　新橋第一ビル本館7階
URL　http://www.wcan.co.jp

一瞬《いっしゅん》で人間関係《にんげんかんけい》が作《つく》れる　ナースのマナー図鑑《ずかん》

2025年1月16日　初版発行

著　者　濱川博招《はまかわひろあき》／島川久美子《しまかわくみこ》
発行者　和　田　智　明
発行所　株式会社　ぱる出版
〒160-0011　東京都新宿区若葉1-9-16
03（3353）2835－代表
03（3353）2826－FAX
印刷・製本　中央精版印刷（株）
本書籍に関するお問い合わせ、ご連絡は下記にて承ります。
https://www.pal-pub.jp/contact

ISBN978-4-8272-1487-1　C3036